中国居民饮水指南

第2版

北京公众健康饮用水研究所　编著

中国健康传媒集团
中国医药科技出版社

内 容 提 要

本书作为我国第一部指导公众科学饮水的指南性读本,第二版在总结国内外最新的研究成果和第一手调查数据的基础上,结合我国居民饮水实际情况,为全国广大居民提供了科学通俗、公正的健康饮水知识。

本书内容丰富且通俗易懂,适合大众阅读,以提高全民安全饮水、健康饮水的意识。

图书在版编目(CIP)数据

中国居民饮水指南 / 北京公众健康饮用水研究所编著. —2版. —北京:中国医药科技出版社,2019.3

ISBN 978-7-5214-1020-4

Ⅰ.①中… Ⅱ.①北… Ⅲ.①饮用水—给水卫生—中国—指南 Ⅳ.①R123.5-62

中国版本图书馆CIP数据核字(2019)第044321号

美术编辑 陈君杞

版式设计 南博文化

出版 **中国健康传媒集团** | 中国医药科技出版社

地址 北京市海淀区文慧园北路甲22号

邮编 100082

电话 发行:010-62227427 邮购:010-62236938

网址 www.cmstp.com

规格 710×1000mm $^1/_{16}$

印张 $12^1/_8$

字数 190千字

初版 2012年3月第1版

版次 2019年6月第2版

印次 2019年6月第1次印刷

印刷 三河市万龙印装有限公司

经销 全国各地新华书店

书号 ISBN 978-7-5214-1020-4

定价 **36.00元**

获取新书信息、投稿、为图书纠错,请扫码联系我们。

编委会名单

组织单位

主办单位

国家公众营养改善项目办公室

北京保护健康协会健康饮用水专业委员会

编著单位

北京公众健康饮用水研究所

支持单位

中国科学技术协会科普部

中国水利协会

编写顾问

于小冬　国家公众营养改善项目办公室　主任、研究员

王　浩　中国工程院　院士

李圭白　中国工程院　院士

编委会主任

李复兴　北京公众健康饮用水研究所　所长

编委会副主任

张熙增　北京保护健康协会　会长

孟繁森　科学技术部原企管办　研究员

　　水是生命之源，健康之本。民以食为天，食以水为先。水是膳食的重要组成部分，是一切生命的必需物质，在生命活动中发挥着重要功能。水给人的印象是简单、平常、易见。长期以来，水就是这样一种被人"遗忘"的重要营养物质。

　　我作为国务院参事和城建与水资源组的组长，曾在2007年直接向国务院总理谏言：我国近4亿城乡居民饮水不安全，应把解决居民饮水安全问题作为重大的民生工程加以处理。2009年初我又带领部分参事在进行天然矿泉水调研的基础上写出国务院参事建议，提出应建立健康饮水理念。我们的意见与建议受到国务院领导同志的高度重视，并给予批示。针对我国居民对"水是生命之源"缺乏足够的认识，面对市场上琳琅满目的包装饮用水，自然不知喝什么水最有利于人体健康的现状，急需编写出版指导居民健康饮水的指南性书籍，为民造福。

　　幸好，在2012年3月出版了《中国居民饮水指南》一书，指导广大居民多喝水、喝好水、会喝水，并提出了科学依据，讲清了道理。本书是在我熟悉的陈梦熊、王浩和李圭白三位院士指导下，以李复兴教授为首的北京公众健康饮用水研究所组织一大批专家学者编写的，内容丰富且通俗易懂，满足了广大人民群众了解健康饮水知识的迫切需要，是一本值得大力推荐和普及的好书，受到了读者的普遍欢迎和重视，曾两次重印，本书的出版对我国城乡居民安全饮水的保证与健康饮水理念的建立做出了重要贡献。

本书初版的序作者原卫生部副部长王陇德院士着重指出"该指南以先进的科学证据和一手调查资料为基础，密切联系我国居民饮水的实际，可给居民提供最基本的、科学的健康饮水信息，对具有不同特点人群的居民合理选择科学饮水，避免由不合理的饮水造成对身体的不良影响，以致引发疾病具有普遍的指导意义。"我完全同意他对本书的评价。

本书得以再版是件大好事，所以李复兴所长委托我为再版此书作序。再版书中的内容更加丰富，科学依据更加充分，也更能密切结合当前我国城乡居民健康饮水的实际需求，给出更好的解惑答案。我殷切期待再版新书早日问世，做出更大贡献！是为序。

王秉忱

国务院资深参事、住建部科技委顾问、

中国工程勘察大师

2019年1月

初版序言

民以食为天，食以水为先。2011 年中央一号文件中明确指出"水是生命之源、生产之要、生态之基"。拥有稳定、安全、洁净的饮用水以及相关的卫生基础设施，既是人类生存的基本需求和权利，也是人类健康的必要保证。

但公众对饮水安全与健康的知识知之甚少，对水作为最重要的营养素和其营养健康品质的重要性尚未引起应有的重视。

可喜的是，由国家发改委公众营养发展中心饮用水产业委员会与北京保健协会健康饮用水专业委员会共同主持，北京公众健康饮用水研究所组织编著的《中国居民饮水指南》及时问世，真是国民的福音。它必将对普及全民饮用水知识和提高民众健康水平发挥重要的作用。

该指南以先进的科学证据和第一手调查资料为基础，密切联系我国居民饮水的实际，可给居民提供最基本、科学的健康饮水信息，对各年龄段的居民和具有不同特点人群的居民合理选择、科学饮水，避免由不合理的饮水造成对身体的不良影响，以致引发疾病具有普遍的指导意义。

　　随着社会经济发展，我国城市化速度将逐步加快，饮水问题也面临着严峻局面。因此，我们要坚持以人为本的科学发展观，坚持尊重自然、人水和谐的理念，提高全民水患意识、安全饮水意识、健康意识。同时，也希望全社会广泛参与《中国居民饮水指南》的推广和运用，倡导广大消费者喝上安全、健康的水。

王陇德

中国工程院　院士

国家卫生部　原副部长

2012 年 3 月 12 日

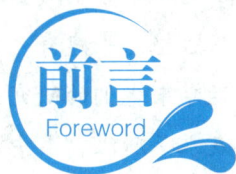

《中国居民饮水指南》自2012年正式出版以来，得到了社区居民、大中小学生、广大读者及相关领域专家的关注与厚爱，一直脱销并多次印刷。原第三军医大学舒为群教授专门来信谈到要把《中国居民饮水指南》一书打造成精品，不断修订，并传承下去。李贵宝博士、李毅先生等专家对全书进行了认真的审阅、修改和补充，特别是我的好友、国务院终身参事王秉忱教授在百忙之中亲自为此书作再版序言，在此对上述各位表示深深的谢意！

我多次在不同场合谈到一个观点，当前社会"水盲"比"文盲"多，饮水过程之中存在很多误区和盲区，主要表现为四点：一是不懂为什么要喝水，认为喝水只是为了解渴；二是没有主动喝水的习惯，喝水量不足是造成当前慢性病的原因之一；三是把安全水当成健康水，水的健康和安全是两个不同的科学理念；四是把饮料当成饮水喝。因此，通过《中国居民饮水指南》的出版，可为消除"水盲"、解除饮水误区的饮水科普与教育工作做一些贡献，这也是我们出版《中国居民饮水指南》一书的初心和愿望。

　　科学不断进步，人们对水的认识也不断提高。此次在北京公众健康饮用水研究所常务副所长赵飞虹老师的主要执笔下，对该书进行了再版，本研究所的张红艳、牛建秀、王荣康、王旻和陈振玲也做了大量的工作。本书不仅汇集了近年来我们的研究成果，同时也介绍了国内外最新的一些研究成果。但因时间及水平所限，书中难免有疏漏或不妥之处，还望广大读者提出宝贵意见，以便修订提高！

李复兴

北京公众健康饮用水研究所

2019年2月

目录
Contents

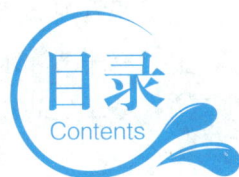

第一章　科学认识水

导读

　　地球上最普通的物质是水，地球上最重要的、最美好、最神秘的物质也是水。

　　包裹地球的含水大气层、浩瀚的海洋、平静的湖泊、奔腾的江河、土壤沙石中渗透的地下水……组成一个多姿多彩、变幻莫测的水世界，正是这个多姿多态的水世界才养育包括人在内的生机世界。

　　水的结构、性质和功效三位一体紧密相关，万物都有一定的方圆规范，水也有它自身的有序结构。一旦把有序、结构化的水变得无序、杂乱无章，就会对人的生命和健康带来危害。

　　从系统科学的角度，水是开放自组织系统，该系统需要从外界不断地获取能量来维持系统的稳定。水分子簇越小，水分子团簇结构中内聚能越大，水的活性就越高。

　　水具有许多神奇的物理特性，水的这种神秘特性和生命息息相关。因此我们要对自身的生命和健康进行研究和认识就必须对占人体70%的水有所认知和了解。

　　人类文明已有数千年的历史，但人类对水科学的认识历史从公元1783年法国科学家卡文迪什发现水是氢和氧构成的化合物算起，才不过三百年的历史。

　　我们的家园——地球，是一颗独特的星球，其独特的地方在于有液态水。地球表面约有70%的面积被水覆盖，假设均匀全覆盖的话，水深约为2.7km。此外，地球大气圈中的水蒸气，若当作液态水且按均匀全覆盖计算，也厚达5cm。水是如此神奇的物质，没有水就没有地球上所有的生物。水是极为普通的物质，在地球所有生命体或无生命的物质都含有水。人们认为水是简单的、平凡的、不足为奇的。然而水的奥秘如此之多，从发现水分子（HOH）结构到现在已经有近三百年的历史，水最显著的特征是难以被人透彻地了解，它确实是一种无限复杂的物质，同时具有极大和无法估量的重要性，其中水与人体健康的关系依然存在许多不解之谜。科学家们依然孜孜不倦地追寻水的奥秘。

第一节　水的固有形态

在地球上水的气态、液态和固态都可以出现，且可以在一个很小的地方同时存在。华盛顿大学的杰拉德教授领导的团队，在多年的研究中发现水除了我们常说的具有气态、液态和固态外还有第四相，即液晶态，正是液晶态的存在，解释了诸多水的反常现象。水的这几种状态的排列顺序应该为固态、液晶态、液态和气态。他们用大量的实验证明水的一些反常的物理现象的存在，正是由于水的四态的存在而产生的。

第二节　水在地球的分布

水是地球上分布最广的一种物质，水的世界在地球一圈复一圈的同心圈层结构中，占据的圈层有三个，即岩石圈、水圈和大气圈。

地球上的水分为地表水和地下水，所谓地表水实际上就是存在于地壳表面，暴露于大气的水，地表水又分为广义和狭义，广义的地表水指地球表面的一切水体，包括海洋、冰川、湖泊、沼泽以及地下一定深度的水体，生物水和大气水不属于地表水。狭义的地表水专指地球陆地表面暴露出来的水体，用以和地下水相区别，基本指河流、冰川、湖泊和沼泽4种水体，不包括海洋。事实上，狭义的地表水与地下水很难严格分开，一部分地表水能够渗透形成地下水，同样，地下水也能够进入河湖和沼泽，成为地表水。

地下水是指那些广泛埋藏于地表以下的各种状态的水。大气降水是地下水的主要来源。根据地下埋藏条件的不同，地下水可分为上层滞水、潜水和自流水三大类，按照埋藏条件可分为包气带水、潜水和承压水，按照埋藏介质可分为孔隙水、裂隙水和岩溶水。地下水是水资源的重要组成部分，由于水量稳定、水质好，是农业灌溉、工矿和城市的重要水源之一。但在一定条件下，地下水的变化也会引起沼泽化、盐渍化、滑坡、地面沉降等不利自然现象。

大雨过后，经过日照，从地面、水面或其他物体表面蒸发而进入大气圈的水，即大气水。空气有时干有时湿，说明空气中水分的数量在变化。但是就全球而言，空气中含有的水分总量却是基本不变化的。全球平均含水量大约相当于25mm深的水柱。把它与地球的面积相乘得到129000亿立方米，水的密度是1吨/立方米，于是地球大气中含有的水汽总量是129000亿吨。它仅是大气总质量（52700000亿吨）的0.25%。

在这个扁球状圈层中，水的分布是极其不均衡的。如果根据水量的多少，把地球上各种不同类型的水体排列的话，它们的顺序应该是海洋水、积雪冰川水、地下水、湖泊水、大气水、河流水。其中，海洋水都是咸水，一部分湖泊水和一部分地下水也是咸水，其余水体的水都是淡水。曾经有一个非常形象的描写地球上的水，即地球上所有水为一盆，而可以供人饮用的仅有一汤勺（图1-1）。

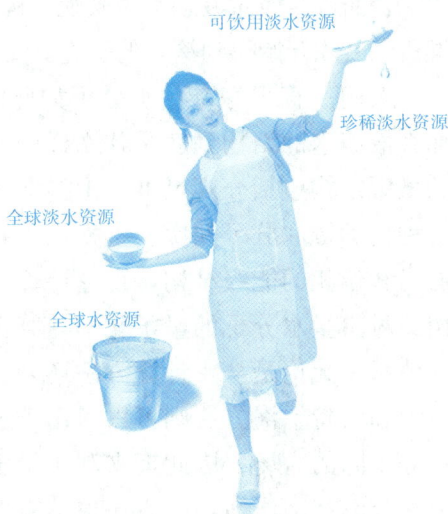

可饮用淡水资源

珍稀淡水资源

全球淡水资源

全球水资源

图1-1　地球上的水资源

第三节　水的结构存在形式

水的结构、性质和功效（包括水对人体生理功效）三位一体，紧密相连，要了解水的奇妙物理特性和对人体的生理功效必须对水的结构有初步认识。常温常压下，液态水是地球上水的主要存在相态，但是液态水的物理化学性质又存在许多反常之处，使得水成为人类知识范围内最特殊的物质之一。决定液态水物理化学性质的是其微观结构，液态水的微观结构是何种形式，在不同的条件下受到什么因素的调控，其中涉及物理、化学、材料、环境、能源等诸多学科，是一个复杂深刻的基础科学问题，又是有关人类生存与发展的关键问题。《科学》杂志在创刊125周年之际，公布了125个最具挑战的科学问题，其中就包括了"水的结构是什么？"2015年Whitesides在Angew Chem Int Ed上发表的文章也将水的相关问题列为未来24个关键化学问题，排在第4位。

在古代，人们就已经认识到了水的重要性并努力理解和利用这种神奇的物质。人们对液态水微观结构的认识经历了漫长的过程，无论古代东方还是西方都把水视为一种元素。古希腊哲学家米利都的泰利斯（约公元前560年）认为水是生命之源；柏拉图（约公元前360年）曾提出水由正二十面体形状的小微粒组成。18世纪末，经由卡文迪什等人的实验，科学界开始认识到水由氢氧两种元素化合而成，而对液态水中微观结构的现代认识，则直到1960年鲍林提出了氢键概念后才开始得到深入的研究。

人们一直很好奇：水分子如此简单，为什么会有如此多的奇异的特性，那么液态水的结构到底是什么样的？这些问题都让科学家头疼不已。液态水的微观结构包括介观尺度上由扩散和涨落控制的统计平均结构、分子尺度上各种化学键和分子间次级键振动、转动相关的局域结构以及电子尺度上不同能量和位相的能级结构。理论计算和实验手段均已用于研究液态水的微观结构。对少量水分子的量子化学计算很早就已经开展。但对于含有大量水分子的体系，无论是从头计算方法还是密度泛函理论都难以精确计算，而分子动力学和蒙特卡洛方法则可以适用于这样的情况，但经典力学仍难以精确描述水分子间的力场，因此近来利用量子化学计算两体或多体势、以修正分子动力学或蒙特卡洛力场的方法也不断发展。近几十年来，由于量子计算和各种现代分析手段的应用，对水的研究得到了空前的发展。人们认识到了水科学的特点是"进展缓慢且很难得到免于争议的结论。"即便是水分子间的氢键构型、体相水中的团簇结构这些容易理解的问题，其模型和参数数值都未能达成一致。

现在可以确认的是，液态水是团簇结构的形式存在。液态水的平面构型中水分子会与多达4个其他水分子通过氢键相结合（图1-2），水分子会形成大小不同的团簇。地球上所有的生命都依赖于液态水异常结构和异常形质。所有的生命体大部分是由液态水组成的。而液态水不仅仅扮演着溶剂的简单作用，它具有运输、润滑、反应、信号、结构和分区间隔等作用。在所有的生命世界里水与生物分子间是一个协同平等的伙伴关系。已经发现在水分子中有短链（<1nm）和长链（>100nm）的形式存在。大量的研究显示，水分子是极大的氢键网络局部和结构化的动态集群。氢键的中等强度的链接适合于生命的过程，即容易形成也容易打开。因此我们平常最容易忽略又是最重要的概念就是液态水在纳米水平上是不均匀的。

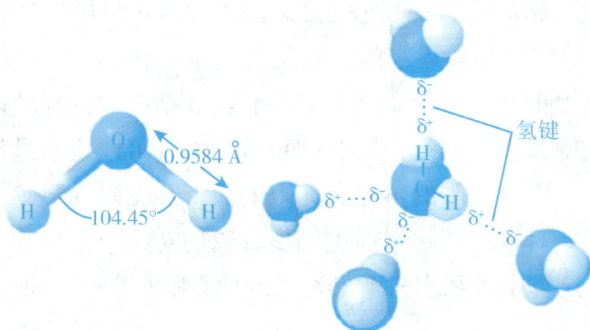

图1-2 水分子与水分子间氢键

四个水分子形成的小分子簇可能会联合起来形成双环八聚体，在不同的温度和压强下会形成不同密度的聚合体。这些聚合体还会进一步聚合通过空间能够连接或者契合形成具有280个水分子组成的团簇结构。水的混合晶体结构和三环晶体结构也可以带来类似的团簇结构的结果（图1-3）。

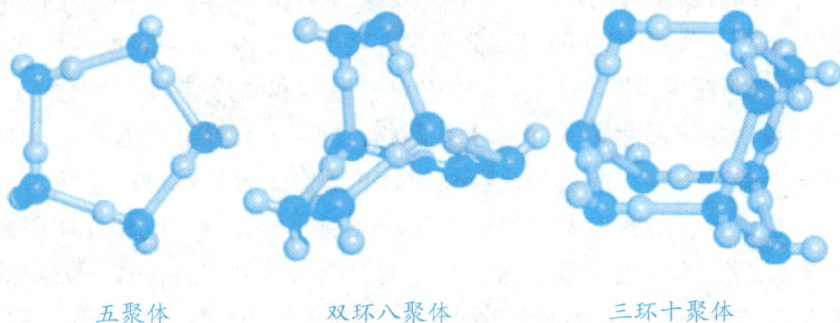

五聚体　　　　双环八聚体　　　　三环十聚体

图1-3 几种水分子团簇的构型

上述三种小分子团簇结构是相对比较稳定类似于多面体结构。它们可能相互结合而形成更大的二十面体结构。这种类型的分子团簇结构可以动态形成开放、低密度和缩合的持续性网状结构。无论什么时候液态水是以团簇结构存在这是一个很重要的认识，在它们的周围可能有大量的"修饰"作用的水分子。因此线性H_2O、环状五聚体、双环八聚体、三环十聚体、$(H_2O)_{20}$十二面体、$(H_2O)_{100}$到$(H_2O)_{280}$团簇水加上修饰水分子的组合分别有大约33%、33%、36%、38%、50%、63%、70%。无疑这些"修饰"作用的水分子集群与内部的团簇结构具有不同的性质自然形成了水分子存在的第二"状态"。近些年来，水科学的争议越来越激烈,在反驳性的论文中人们已习惯使用"illusive"(纯属错觉的)这样的字眼来描述水的一些反常现象。就单一物质而言,再也没有比水对我们来说更重要、更有意义的了;而就复杂性与奇异性而言,恐怕水也是其他物质难以望其项背的。在所有的物质当中,可以说水是研究最多但却理解最少的。水给我们以无限的可能、无限的惊奇和无限的灵感,它也为我们提供了无限的难题。对水的理解每前进一步,我们对这个世界和我们自身的理解都会加深一层,这算是水和水科学最迷人的地方吧![1]

第四节 水的物理特性

大量研究表明水具有异常特殊的物理特性,例如具有高熔点和沸点,具有特别大的表面张力、介电常数、热容以及相变热等,水的密度相当小,在凝固时具有异常的膨胀性。与地球上其他物质相比,水有太多的反常的物理性质,每年都有新发现的水的反常物理现象,从20年前的40种,现在高达72种。列举如下。①水密度随温度升高(直至4℃);②水的表面比体内致密;③冰的热导率随压力减小;④水的熔点、沸点和临界点都反常地高;⑤固体水有大量的稳定晶相;⑥过冷水有两相,在-91℃有第二临界点;⑦液态水可在很低温度下存在,且加热会凝固;⑧液态水容易过热;⑨热水可能比冷水结冰快;⑩液态水容易过冷,但很难玻璃化;⑪液—气相变体积变化极大;⑫熔化时,水的近邻数增加;⑬压力会降低冰的熔点;⑭压力降低最高密度对应的温度;⑮过冷水密度最小;⑯压缩率极小;⑰压缩率随温度下降;⑱压缩率—温度关系有极小值;⑲折射率在低于0℃附近取极大;⑳比热非常大;㉑高的导热率,在130℃时取极大;㉒黏度随压强降低等。

水有这么多独特的性质,这些反常物理性质是水科学研究的主题之一。非常令人沮丧的是,我们对水的反常性质的定量理解远远不足,对有些问题可能连定性的理解都未能达成一致。科学家会研究单个的水分子,以及相邻的水分子,却很少会直接去研究大量的水分子之间的社会行为是什么。例如在我们生活中最常见的一些现象,例如孩子最喜欢吃的果冻,它含水量高达99%,为什么水不会从果冻中流出来呢?纸尿片可以储存大量的水,可以吸收50倍与自身重量的尿,或者800倍于自身重量的纯水,为什么可以吸收这么多的水呢?在我们生活中还有很多的关于水的"为什么"。

一、具有独特的热理性质

1. 水的生成热很高　生成热是指由稳定单质生成1mol化合物时的反应热。水的热稳定性很高，在2000℃的高温下，离解不及百分之一，约为0.588%。所以，水能在地球初期的炽热温度下存留下来。

2. 水具有很高的沸点　达到沸点以前具有极长的液态阶段。这一特性是水分子偶极间引力大大超过一般液体所导致的，是水分子间强烈的氢键缔合作用造成的。

水是氧的氢化物，与氧的同周期和同族的相应各元素的氢化物的性质相比较，可以看出，这些元素的氢化物的热理性质随着相对分子质量的减少而有规律地降低（表1-2）。按此规律，水的熔点和沸点应分别为-106℃和-81℃，这和实际上的熔点相差甚远。

表1-2　主族元素氢化物的某些热理性质

性　质	H_2O	H_2S	H_2Se	H_2Te
相对分子质量	18.1	34.1	81.0	129.6
熔点（℃）	0	-86	-66	-49
标准沸点（℃）	100	-61	-41	-2
分子熔化（kJ/mol）	6.02	2.38	2.51	4.18
分子汽化（kJ/mol）	40.7	18.7	19.3	23.2

水具有如此高的熔点和沸点以及很高的分子熔化热和汽化热，致使水分子由冰到水到气的相态转化需要很多热能，才能破坏众多氢键。也正因为水的这一反常特性，使地球上得以有液态水存在，也才能有生命的繁衍。

3. 水的热传导、比热容、溶化热、汽化热以及热膨胀系数　几乎比所有其他液体都高。所谓热传导是指传导热的能力，以导热系数表示。比热容是指单位质量的物质（1kg物质）在温度升高（或降低）1℃时所需的热量。水的摩尔热容为75.3J/（mol·℃）。熔化热是指单位质量固体物质在熔点时，从固态转为液态所吸收的热量。汽化热是指单位质量液体在沸点时，从液体转化为气体所吸收的热量。热膨胀是物体受热后所具有的膨胀能力。由于水的这种特性，水能起到调节自然界温度的作用，能够防止温差变化过大，使地球上的气候适于人类居住和动植物生长。与地球相反，在无水的月球，昼夜温差高达200℃。

二、具有较大的表面张力

空气—水的表面是一个非常复杂的系统，并不像人们所想的那么简单，当我们还在纠结水的体积结构和水与离子和其他溶质的相互作用时，现在用核量子效应对水表面性质在评估，实际上水的表面特质对研究者来讲更具有挑战性。随温度、气体分子束缚、离子的束缚或解除，电梯度的建立，电解质和化学变化使得表面水结构明显变得不可预测。在气和水界面的两边有着纳米级的未搅动层，完全不同与气体或液体的其他地方。大多数的水表面都存在一个二维氢键网络系统，不同于球体的三相网络系统。而且任何表面蒸发都会导致表层水层螺旋状的宏观结构的形成。

液体水表面那层二维纳米级厚度的水，我们通常认为是表面水，它具有电中性的特点。所谓界面包括外层单分子层可以产生界面动电势、任何两层的离子、再加上更深层次的层，在电荷或结构中有表面影响的各向异性。具体的表面的深度还未确定。

表面张力可以表示为单位长度上的力或气/液界面单位面积上的能量，它源于液体分子间的内聚力或液体表面分子间的吸引力。因此气/液界面上会产生势垒。表面分子间类似弹力的作用力总是趋向于最小化，或者表面的面积收缩。气液表面的界面水分子对大量液体有很强的吸引力，导致表面张力过高。

在室温和标准大气压下水的表面张力为72.74mN/m，仅次于水银。水的表面张力这个值恰到好处，它使得水面能波动起来，且很容易引起波动，水表面张力的存在使得水面可以轻松地激发出波来，有些小昆虫才能在水面上行走自如。

三、具有较小的黏滞性和较大的流动性

黏滞性是一种表征液体内部质点间阻力程度的性质。一般来说，液体的运动可视为液体的变形，而黏滞性就是一种阻抗液体质点间形变的能力。水分子的极性和氢键共同决定了水的黏滞性小，流动性大。同时，水分子在热运动过程中，经常不断地进行新的排布和连结。

四、具有高介电效应

水中含有复杂的离子物质，这些离子物质可以成为很好的电的导体。使得水具有一定的导电性。通常用介电常数表示。介电常数（ε）是指在某种介质中两电荷间引力或斥力与在真空或空气里的比值。介电常数值越大，两电荷质点间的引力越小，反之则越大。

水的介电常数在常温下为81，0℃时为88，100℃时为56。常温下水的介电常数表示正、负电子在真空或空气中的相互吸附力比在水中大81倍。

五、具有使盐类离子产生水合作用的能力

水是偶极子，并有很强的极性。水分子的正极（氢端）与水中阴离子相吸引，负极（氧端）与水中阳离子相吸引。水作为溶剂，能使很多盐发生溶解，而且能与溶解的离子结合在一起形成团簇，此过程称为离子水合，形成的离子水合团簇称为离子水合物。

由于离子与水之间的相互作用，离子不仅会影响水的氢键网络构型，而且会影响水分子的各种动力学性质，比如水分子的振动、转动、扩散、质子转移等。反过来，水分子在离子周围形成水合壳层，会对离子的电场产生屏蔽，并影响离子的动力学性质，例如离子的输运和传导等。尤其是在受限体系（比如纳米流体）中，由于尺寸效应，这种影响尤为明显。

北京大学江颖、王恩哥等人[2]首次用高分辨扫描探针显微镜在实空间获得了水分子的亚分子级分辨图像，这是"世界首张水分子的内部结构照片"，为水合物的原子尺度研究打下了坚实的基础。该研究结果表明，可以通过改变表面晶格的对称性和周期性来控制受限环境或纳米流体中离子的输运，从而达到选择性增强或减弱某种离子输运能力的目的。这对很多相关的应用领域都具有重要的潜在意义，例如离子电池、防腐蚀、电化学反应、海水淡化、生物离子通道等等。可以通过对电极材料进行界面调控，利用幻数效应提高离子的传输速率，从而缩短充电时间和增大电池功率。

六、具有良好的溶解性能

具有良好的溶解性能是水最突出的特性。水对固体具有溶解性能主要是与

水是极性分子、介电效应高、能使盐类离子产生水合作用等特性有关。由于水的极性，水分子和许多极性物质都能形成分子间的作用力，从而破坏其他物质的原有物理形态，这一过程称之为水的溶解。水的溶解能力很强，绝大部分无机物质以及部分有机物质都能被水溶解。所以在自然界中没有绝对的纯水。以矿泉水为例，水在地下赋存时，会将周围岩石的矿物质溶滤到水中，水在地下赋存的时间越长，则进入到水中的矿物质越多。我国矿泉水之所以分为8大类型，就是水所处的不同岩层组分、不同时间而形成的不同类型矿泉水。另外从研究表明人体对水中某些矿物质的吸收率较食品中的矿物质高，是因为水中矿物质呈现水合离子存在容易被人体和生物体吸收。

第五节　水的红外性能

水广泛吸收电磁辐射伴随旋转转换和分子间的振动是由于吸收（波长大约1mm~10cm）和远红外线（波长大约10μm~1mm），在远红外中分子内发生振动转化和电子转化发生在紫外光谱的范围内（<200nm）。水从大气中吸收太阳光，大气中有近13万吨的水蒸气，可以吸收大气中70%左右的辐射，对于红外光谱具有很强的吸收作用。

水的吸收光谱非常的复杂。水分子在不同的状态下发生不同的振动，例如具有对称和非对称伸展。水分子在瞬间惯性矩有一个非常小的旋转，水蒸气中水分子联合振动-旋转光谱产生成千上万的数以百万计的吸收线。在液体水中旋转受到水中氢键的限制，许多吸收谱线的峰发生重叠使得谱线变宽。液体水的伸缩振动谱带受氢键的影响位移到低频和水分子弯曲振频增加。

液体水中所有的振动谱的组成受到水分子的不同组成的影响[3]，例如在重水中振动频率低，而轻水中振动频率高。从图1-4中可以看出水越轻波数越大，而吸收谱峰值越高，也就是说水分子的氢键越强则吸收谱越小。

液态水中每一个水分子周围的环境的变化伴随着振动位移由水分子中的氢键贡献产生大量的谱宽大于分子所接受的氢键，但是其作用的方向是一致的，是氢键的累积。提高温度液体水分子伸展振动位移为高频，然而分子间的振动位移趋向于低频。提高温度可以使氢键结构强度变弱，红外的波数位移到高频，谱线的峰值较高。虽然水的倍频谱带的吸收光在可见光谱中非常小（大约在0.3~0.01m⁻¹），但是对于光合生物来讲已经足以对水生态和净化起到作用。

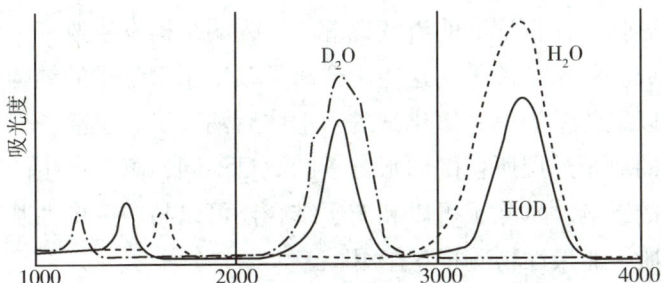

图1-4　水的组分对波数和吸收谱的影响

阴离子作为既可以作为促进水分子缔和或者抑制水分子缔和，其作用取决于如何影响水分子的伸展振动。例如氟离子引起波谱变宽和波数到低波数，碘离子引起波谱变窄波数较高。总而言之，水中的不同离子含量对红外吸收光谱具有一定的影响。

有许多方法可以提高水系统能量，例如磁场、超声波、红外线等。日本最先用红外性能较高的材料用于水处理，例如纳米电气石粉，室温时，当电气石粉体的中位粒径（D_{50}）为4.0~6.5μm时，随着电气石辐射远红外线对水作用时间延长，水的表面张力逐渐降低。D_{50}为4.0μm，电气石粉体与水的质量［m（t）/m（w）］不低于0.5时，随着辐射时间的延长水表面张力明显降低。D_{50}为6.5μm，m（t）/m（w）为0.5时，水表面张力由初始值72.571mN/m降为72.049mN/m。

综上所述，许多物理的方法，磁能、电能、超声波、红外线等作用水时，提高水系统能量，水的结构均会发生一些变化，即使是一个微小的变化对于生物体来讲，会出现相应的反应。

第六节　水溶液

在上节我们所论述的纯水的性质。正是由于水的空间结构和极性分子的特性，在自然界中水中含有大量离子和有机分子，称之为溶液。正是由于各种离子的存在，使得水的结构和功能更加复杂。溶液是由溶剂和溶质构成，溶剂是纯水，溶质是指溶于水中的各种物质。我们谈人体的饮水或水对人体营养生理功效是指水溶液而言。

水可以与极性的离子相互作用。大量的研究证明，稀溶液中，离子对纯水的结构有影响，使得溶液的流变性等一系列的结构发生改变。各种离子进入水体中后形成一些水合离子，这些水合离子改变了水分子的结构、影响了水的介电常数。以氯化钠为例，氯化钠进入水体后钠离子和氯离子分别被水分子所包围，不同的离子外层所包围的水分子的数目不同，离子产生的效应远超过它们对水结构的影响。水除了可以和离子结合还可以与一些中性基团等一些非离子、亲水溶质、非极性物质相互作用。

以蛋白质为例，几乎所有的蛋白质都必须在水环境中才能发挥生物活性。由于氨基酸附带亲水的极性基团，所以水分子可以与蛋白质表面相结合，形成水合层，从而增加了蛋白质的弹性。这是因为水合层中水分子低配位促使H-O键自发收缩，而O-O间库仑斥力伸长O∶H非键，伴随着非键电子的双重极化作用。这一弛豫与极化过程使水表皮的分子偶极矩增大、弹性提高，进而提高蛋白质弹性。

蛋白质二级结构由一个蛋白质分子、多个水分子以及氢键构成。当蛋白质受到光、热、有机溶剂以及变性剂作用时，氢键（X-H…Y）断裂，结构受到破坏，蛋白质丧失生物活性。如果变性条件不剧烈，这种变性作用是可逆的。例如，胃蛋白酶加热至80~90℃时，丧失溶解性及消化蛋白质的能力；若将温度再降低到37℃，又可恢复其性能。原因是氢键具有特殊的可恢复性，当X-H…Y键断裂时，Y原子依旧保持sp^3轨道杂化，一旦刺激消除，又能恢复形成X-H…Y结构。

第七节　人类对饮用水的认知过程

人类最早对水的认识是为了生存。人类居住地区都是有水存在的地方。先是为了生存饮用天然河水，后来随着人类迁移和城市发展，从天然河水到天然井水，靠山地区的人饮用天然泉水。依靠天然水人类进化了二百万年。随着水污染的出现，一百年前工业革命发源地英国出现管道水，即自来水。起初管道水只是起到疏导作用，随着人类对健康和卫生保障的要求，于是在管道水的源头应用净化技术加装了净化设备，原始的自来水厂出现了。后来自来水厂越来越普及，现在人们已经离不开自来水了。自来水为饮用水的主要来源。自来水二次污染的事件时有发生存在一些不安全因素，因此近年来瓶装和桶装水等多种多样的包装饮用水及管道分质供水、社区自动售水机等多种供水方式孕育而生。

人类对饮用水功效认识从起初的解渴作用，维持生命作用，进而发现有些天然水还有保健及对某些疾病有辅助疗效作用。实际上我国的古人对于饮水与健康的关系就有很深刻的认识。例如唐代名医孙思邈在其《千金翼方》中认为水"可以涤荡滓秽，可以浸润焦枯，寻之莫测其涯，望之莫睹其际，故含灵受气，非水不生；万物禀形，非水不育；大则包禀天地，细则随气方圆"。《吕氏春秋·尽数》中提到"轻水所多秃与瘿人，重水所多尰与躄人，甘水所多好与美人，辛水所多疽与痤人，苦水所多尪与伛人。"晋代嵇康在其著作《养生论》提到"颈处险而瘿，齿居晋而黄。"明代李时珍著作《本草纲目》中记载"饮资于水，食资于土。饮食者，人之命脉也，而营卫赖之。故曰水去则营竭，谷去则卫亡。"陆羽在《茶经》中论煮茶方法时指出："其水，用山水上，江水中，井水下"。他认为，"其江水，取去人远者"，因离人远的江水比较干净；"井，取汲多者"，因汲多者则水活。在我国历史上还有许多文人骚客的诗词中有许多关于好水、优水和活水的描写和记载，例如宋朝的朱熹"为有源头活水来"等。

人类对饮用水的认识进程可总结如下。

（1）河流水→井水→管道水（运输作用）→源头净化作用（出现自来水厂）。

（2）维持生命作用→保健疗效作用。

（3）有形物质作用→无形的文明作用、精神作用（即水科学→水文化）。

（4）饮水必需品→商品饮水。

（5）安全水→健康水→功能水→整合水。

（6）饮用水量保障→饮用水水质重视。

（7）单一供水方式→多种供水方式。

第二章　水与生命

导读

生命起源和孕育离不开水，水消失，生命即消失。

地球上有不需要阳光和氧气的生物，但绝对没有不需要水的生物。

水不但是生命的物质源泉，也是生命的精神源泉。

民以食为天，食以水为先，水以安为基。人可一日无食，不可一日无水。

水对人的重要性怎么说都不为过。水是生命之源的奥秘，需要我们不断地探索和揭秘。

生命从系统科学角度讲起源于海洋，生命从个体发育角度讲来自羊水。

第一节　生命起源的探索

生命起源是一个亘古未解之谜，地球上的生命产生于何时何地？是怎样产生的？构成宇宙的氢、氧、氮、碳、硫五大元素是如何形成具有生命形式的细胞的？生命是来自于海洋、太空还是陆地？在林林总总的生命起源假说中，较为主流的是海洋起源说、化学起源说。值得注意的是，无论是何种假说，水都表现出至关重要的作用。水是万物之源，亦是生命之源。有水就可能有生命，航天科学家们孜孜不倦地力图在火星上寻找水的痕迹就是因为这个原因。生命起源于浩瀚的海洋。中文中"海"字的构成也说明了中国人对人与水的关系的认识，"海"由"水（氵）"、"人"和"母"字构成。由字面上看"海"意味着两层意思。一层意思是说生命起源于海洋；另一层意思是从人的个体发育来讲，每一个人的生命都是在母体（羊水环境）中发育而成的，而羊水的成分、人的血液成分与海水的成分极其相似。

第二节　水与人体的组成

　　人体约70%是水，不同年龄、不同性别的人构成比例也不太相同。从某种意义上讲，人体就像地球的缩影，人体内的水占体重的比例为2/3，正好和地球上的水与陆地之比相似。清代大文豪曹雪芹说：女人就是水做成的。应该说，所有人都是水做的。

　　图2-1中显示成年女性身体各部分的水分组成。肺部、肌肉和血液中含水量较高，而骨骼含水量最低，仅为31%左右。人体内含水量与人的年龄、胖瘦、性别有关，年龄越小，体内水分含量越多。同样年龄，瘦人体内所含脂肪少水分就高，反之，胖人因含脂肪高体内所含水分就低。同样年龄，女性脂肪比男性多，因此女性体内含水量比男性少。

　　人体内水分——体液，按其分布可分为细胞内液和细胞外液，细胞外液包括组织液、血浆、淋巴液和脑脊液等。细胞外液渗透浓度的相对恒定，有赖于水的摄入量和排出量保持动态平衡。

大脑	73%
肺部	83%
心脏	73%
肝脏	71%
肾脏	79%
皮肤	64%
肌肉	79%
骨骼	31%
血液	79%

图2-1　女性身体各部分的水分

　　成年人体液总量占体重的60%，其中细胞内液约占体重的40%，细胞外液占体重的20%，细胞外液中的血浆约占体重的5%，其余15%为组织间液。

　　水在人体内有两种存在形式：一部分与体内蛋白质、氨基酸、维生素、遗传物质——基因等有机物相结合，参与这些生命物质生化活动和生理活动，称为结合水。结合水是指在细胞内与其他物质结合在一起的水，较难流动。其他大部分水以游离的形式存在，可以自由流动，称之为自由水。

　　自由水是指在生物体内或细胞内可以自由流动的水，是良好的溶剂和运输工具。如人和动物血液中含水79%，可把营养物质输送到各个细胞，又把细胞产生的代谢废物运到排泄器官。它的数量制约着细胞的代谢强度。如呼吸速度、光合速度、生长速度等。自由水占总含水量百分比越大则代谢越旺盛。自

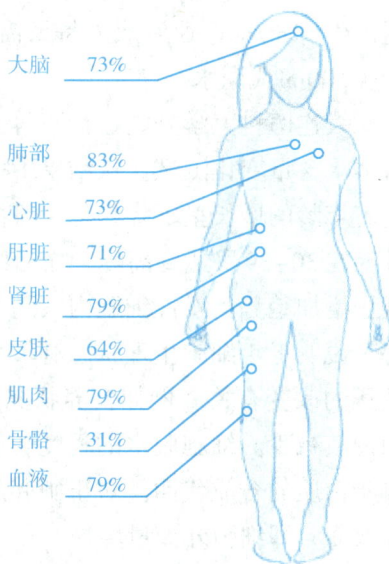

由水是良好的溶剂，许多物质都能溶解在自由水中。随着体内代谢活动的进行，结合水与自由水可相互转变。至今为止，医学家对体内自由水（体液）的研究和认识较多，而对体内结合水的结构和功能的研究却很少，认识也很浅。自由水和结合水的区分不是绝对的，两者在一定条件下可以相互转化。如血液凝固时，自由水就变成了结合水。

还有一种水，称为代谢水，是指糖类、脂肪和蛋白质等有机物在生物体内氧化时产生的水。每100g糖氧化时可产生55ml水；每100g脂肪氧化时可产生107ml水；而100g蛋白质可产生41ml水。普通食谱中每418.4J热量的食物代谢后产生12ml水，通常成人每天需进食10460J热量的混合性食物，这样每天约产生300ml代谢水。

大连医科大学刘媛、徐飞等人（2015）[4]对分别对20~60岁的男性和女性身体水含量变化测试。从结果中可以看出，大连地区男女成人的体内水分比例随着年龄的增长呈下降趋势，身体的含水量存在明显的性别差异；男性细胞内外液在30~39岁达到高峰，之后细胞内液随着年龄增加下降明显，细胞外液呈缓慢增加趋势；女性细胞内液随年龄增加呈缓速下降，细胞外液呈持续增加趋势，说明老年细胞生理状态有较大的降低。细胞内、外液的变化与细胞内外渗透压的改变有关。例如营养状况和血压的变化。营养不良造成细胞外液增加，而内液减少。细胞脱水的程度与氮平衡呈负相关，提高细胞的水化状况可以影响蛋白质的合成代谢。对于肥胖的人来讲，体脂的增加，体内水的分布也将发生改变，即细胞外液量增加。

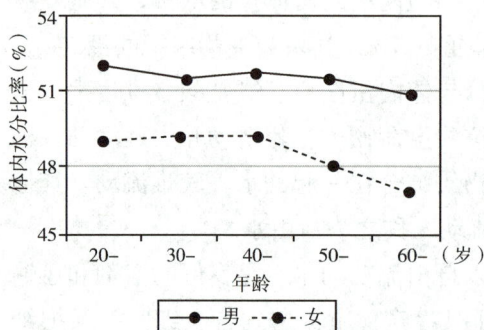

图2-2 成人体内水分比例变化

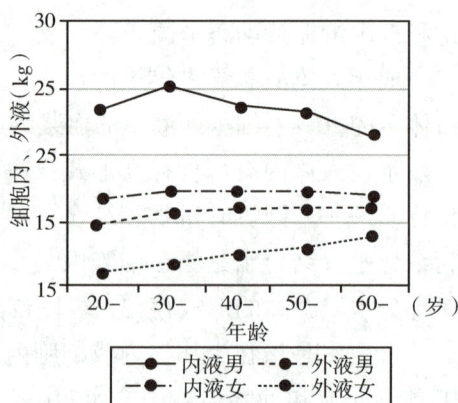

图2-3 细胞内、外液变化

第三节 水的营养生理功能

水具有很强的表面张力和很高的热容量，而且水可以溶解许多的物质，这些都归结于水中间的氢键，它们构成了水的具有空隙的空间结构。溶解在水中的各种营养物质和机体代谢所产生的废弃物快速地在细胞和组织中移动，只有离子态的营养物质才被运输到细胞内，而各种废弃物通过不同的途径，如粪便、尿液、呼吸、汗液、呕吐等方法排出体外，没有水机体的生理活动将不能进行。没有水就没有生物体的生命活动。水在人体内的营养生理功能主要表现在以下几个方面。

一、组成人体体液

人体的组成成分中含量最多的是水，它分布在细胞内、外液和身体固态的支柱组织中。表2-1为不同年龄的人群水分的分布情况。

表2-1 不同年龄间总体水分及其他组织比较[5]

年龄	脂肪 %	去脂固体 %	细胞内液 %	细胞外液 %
胎儿 28 周 1.2kg	3	16	22	59
成熟胎儿 3.6kg	16	12	28	44
1 岁婴儿 10kg	25	17	23	35
成人 30~60 岁 70kg	24	21.7	30.9	23.4

（资料来源：Widdowson，1964）

体液是主要分布在细胞内液和细胞外液。所谓的细胞外液是指人体中存在于细胞外的体液，主要包括：组织液（组织间隙液的简称）、血浆（血液的液体部分）和淋巴液、脑脊液等。占体液总量的1/3。人体内的细胞外液，构成了体内细胞生活的液体环境，这个液体环境叫作人体的内环境。

所谓的细胞内液是指人体内，存在于细胞内，其化学组成和含量直接影响细胞代谢与生理功能的体液，叫细胞内液。约占成人体内液体2/3（约占体重的40%）。

细胞内液和细胞外液是通过内环境进行物质交换的。体液的各个部分之间既是彼此隔开的，又是相互联系的。细胞浸浴在组织液中，在细胞内液与组织液之间只隔着细胞膜，水分和一切能够透过细胞膜的物质，都可以在细胞内液与组织液之间进行交换。在组织液与血浆之间只隔着毛细血管壁，水分和一切能够透过毛细血管壁的物质，都可以在两者之间进行交换。组织液还可以渗入毛细淋巴管形成淋巴液。因此，人体内的细胞就可以通过内环境，与外界环境之间间接地进行物质交换了。具体地说，就是由呼吸系统吸进的氧和消化系统吸收的营养物质先进入血液，然后再通过组织液进入体内细胞；同时，体内细胞新陈代谢所产生的废物和二氧化碳，也要先进入组织液，然后再进入血液而被运送到泌尿系统和呼吸系统，排出体外。由此可见，体内的细胞只有通过内环境，才能与外界环境进行物质交换。

二、参与并促进人体新陈代谢

水是维持生命必需的物质。在新陈代谢过程中人体所需的多种营养物质以及营养物质的消化、吸收、运输等一系列化学都是在介质水中进行。如果人体缺乏水，消化液的分泌就会减少，影响食物的消化，导致食欲下降、体内垃圾毒素积累，血液流动减缓、新陈代谢活动降低。长此以往，人体就会生病。

水是各种物质的载体。水是机体内可溶性物质的一种溶剂，不仅溶解性强，同时具有很好的流动性，水的这种特性决定了水是机体中各种物质的载体，参与到机体所有的代谢活动中。无论是有机物还是无机物，有毒或无毒的大多数都可以溶于水，这对于人体的消化、吸收、分泌和排泄等重要的生理过程起着重要的溶解剂的功效，加速营养物质的运输和废物的排出。没有水就没有生命，人类的一切生理活动无法进行。

三、调节人体体温

水与体温的关系非常密切，由于水的比热比其他物质高，每升水升高或者降低1℃就需要或者释放出4.2×10^3J内能。水能够很好地调节人体体温的作用。体内各种生理反应，各器官活动产生的热量必须及时散发。水调节体温是以下列三种方式来实现。

1. 蒸发散热 通过呼吸和出汗排出一定的水分，占人体总热量消耗的25%。在剧烈运动和高强度体力劳动时，排汗散热尤为重要。

2. 吸收体内产生的热量 在人体代谢过程中产生的热能被水不断吸收，体温便不会显著升高，人体只要蒸发少量的水，就能散发大量的热，以维持恒定的体温。因此，由于身体中含水多，无论体内产热量增加或减少，都不至于引起体温大的波动，从而使体温维持在37℃左右并保持恒定。

3.储备热量保持机体的恒温 即使在寒冷的冬天，体温也不会下降到血液被冻结的程度。通过水对体温进行调节，可以维持体温的稳定。

气候炎热时，机体通过出汗和蒸发失去大量的水分，因此通过饮水来补充水的流失。出汗率取决于气候、劳动或运动的强度、衣着的厚度等。

最典型的例子，1912年在瑞典召开的夏季奥林匹克运动会上，马拉松纪录保持者，21岁的葡萄牙选手弗朗西斯克·拉扎若（Francisco Lazaro）在比赛时大量出汗，越跑越慢，由于太阳的直射和心脏的衰竭，在30公里折返处时，体温达到41℃，使得他在比赛接近尾声时倒下了。虽然在当时就进行了抢救，又马上送到医院抢救，但已无力回天，死于第二天早上。后来还发生了马拉松运动员的死亡事件，人们认识到，在马拉松赛中，"水"是马拉松比赛中规定最为严格的部分。比赛的起点和终点都提供水和其他饮料，而在比赛路线上，每隔5公里有一个饮料站。水和饮料放在运动员经过时容易拿到的地方，运动员也可自备饮用水，并且可以在他们要求的地方设置饮料站。饮用水和湿海绵提供站设置在两个饮料站之间。在那里，长跑运动员和竞走运动员经过时可以取到饮用水，还可以从海绵中挤水冲洗头部，起到冷却作用。

四、运输载体

水的流动性大，能穿过各种生物膜，借以输送代谢物质，排出废物，一天透过细胞膜的液体总交换量高达48L。

五、脱水影响人的认知水平

人体大脑含水量超过75%，我们的大脑依靠适当的水合作用来达到最佳状态。脑细胞需要在水和各种元素之间保持微妙的平衡，当机体失去太多水分时，大脑对体液中的钠、钾等离子的浓度以及平衡非常敏感，大脑的平衡就会被打乱。脑细胞会失去效率，大脑处理信息和记忆的能力降低，甚至会使你的大脑萎缩。如果水和那些离子的平衡一旦失衡，大脑就会做出相应的反应，例如一些喜欢健身的女士，在4~8小时内没有摄入足量的水分，就会伴随着头疼、情绪低落等。一些研究表明当机体的水分损失量达到体重的1.5%时，人们就已经出现脱水的现象，对短期记忆功能有一定的影响，对长期记忆虽然影响不明显。当脱水率达到3%~4%时，工作效率、对外界的反应能力等都受到影响，这时如果大量补充水分，大脑会出现脑水肿，对大脑的功能具有一定的影响。

六、维持体内酸碱平衡

水是维持机体酸碱平衡的基础物质。我们身体内调节酸碱平衡具有两个极为重要的缓冲系统，即碳酸氢盐缓冲系统和非碳酸氢盐缓冲系统，后者又称为蛋白质缓冲系统，其中最重要的缓冲器是由碳酸和重碳酸组成的。碳酸和水与重碳酸形成动态平衡，重碳酸可以分解为H^+和HCO_3^-，氢离子有助于降低pH，该系统主要通过过度换气来消除机体内过多的H^+的负荷。

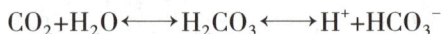

$$CO_2 + H_2O \longleftrightarrow H_2CO_3 \longleftrightarrow H^+ + HCO_3^-$$

在通常情况下，碳酸和重碳酸组成的缓冲系统先于蛋白质缓冲系统而起作用。

七、体内摩擦的润滑剂

水的黏度小，是机体良好的润滑剂。例如泪液可以防止眼球的干燥，关节滑液可以润滑关节，呼吸道和消化道的黏液可以润滑呼吸系统和消化系统，皮肤和结缔组织的储水可以滋润皮肤。

八、提高膳食的营养价值

膳食中的水对其他营养素的消化、吸收、代谢都有影响，含10%蛋白质的饮食中，增加20%的水分，可增加蛋白质的功效比值，即每克蛋白质使体重增加的效率提高15%~20%。各种食物要在水的作用下，分解和消化，才能转换成身体所能接受的各种营养素。

九、促进机体工作效率

缺水比缺食物对人体产生更深刻的影响，人体失去4%~5%的水，工作效率下降20%~30%，运动员失水3%，就可使运动成绩下降。

十、水是医疗的三大法宝之一

医疗上的输液、输血、输氧是三大法宝，对高热、腹泻、脱水的患者，常用静脉输液，输入生理盐水及必需的药物，由静脉血管导入体内，可以迅速到达全身各处。一般的疾病多是由各种病原入侵所致，在服用药物消灭病原以后，就需要排出病原，此时患者应该补充水分，以便产生足够的汗液和尿液，将死亡的病原、代谢废物和多余的药物排出体外。

第四节　人体内水和电解质平衡

一、水平衡原理

人体就是一个平衡体，任何一个系统失去平衡，人体就会出现危险。图2-4显示了水在人体内平衡原理，人体通过渴的机制来控制水的摄入和排出。

每日摄水量受到下丘脑控制。下丘脑具有饮水中枢，当此中枢受到刺激时，便会感到口渴而寻找水喝。造成口渴的因素有两种，其一为细胞外液渗透压升高，即外液中的电解质浓度增高；其二为血液容量减少，血压下降（如失血）等。体液内盐类浓度增加使渗透压升高时，刺激渗透压受体，引发中枢神经兴奋，刺激渴觉，即渗透压渴觉。如果失血太多导致血液体积明显减少时，则血压下降，此时血液流经肾脏，刺激肾脏释放出肾素，此肾素使血液中的血管收缩素原转变为血管收缩素-Ⅰ，依次再经转换酶的作用而转变为血管收缩素-Ⅱ，此血管收缩素会刺激下丘脑的渴觉中枢（穹隆下器官），引发饮水行为。这种因失血使血液体积减少引发的渴觉称为低血

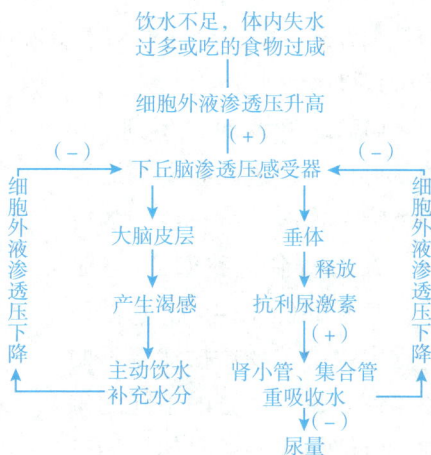

图2-4　人体的渴觉机制：
+为促进，-为抑制

量渴觉。

血管收缩素一方面作用于血管使之收缩以升高血压，同时会刺激肾上腺素皮质释放出醛固酮，作用于肾小管加强对钠离子的重吸收，引发血液中水含量的增高，使血液体积增加而升高血压。医生通常告诫患者"不要吃太咸，以免升高血压"就是这个道理。

人每日摄水量受到环境、年龄、文化、习惯、身体状况的影响。要维持水排出量和摄入量的平衡主要是机体要维持正常的血浆渗透压，人体正常血浆渗透压为280~310mOsm/（kg·H_2O）。我们喝进去的水通过代谢分布在细胞内外液，二者通过渗透压来维持其平衡。成年男性含水量为体重的60%左右，女性为50%左右，婴儿含水量通常比较高为65%~75%。成年70kg体重的男性在适宜温度条件下，身体的含水量为42L，其中65%（约22L）在细胞内，35%（约19L）在细胞外。正常的肾小球过滤速率为125ml/min，血液经过肾脏的数量大约为180L/d。在肾脏中形成的尿液为1~1.5L。尿液形成是浓缩和稀释的过程，并在激素—抗利尿激素的作用下完成的。

水进入身体通常有3种途径：喝水、静脉滴注和皮肤吸收，这3种途径的特点和目的各不相同，喝水最为便捷，人体吸收也最多；喝水是我们最常采用的补水方式，静脉滴注多用于患者补充水分，爱美人士使用保湿化妆品后，皮肤可直接吸收水分。

当我们喝水时，不到1分钟就可以快速进入我们的血管和大脑，10分钟到达我们的皮肤，20分钟到达我们的心脏、肾脏和肝脏（图2-5）。水循环过程中水中矿物质扮演着重要的角色。流经血管的不同的矿物质能够使我们的身体机能正常运行。

水在人体中没有像其他物质那样有储存的组织，例如多余的能量可以脂肪的形式储存在脂肪组织内，而水则没有相应的储存组织，人体每日要

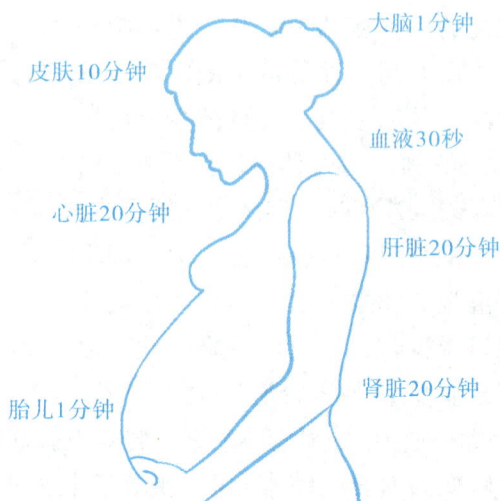

图2-5 水进入身体的速度

摄入水分，并通过机体内各种排泄器官将水分排出体外。水分的排出是人体正常代谢情况，喝多少排多少，为了排出体内的废物，即使没有摄入水，机体也要排出一定的水。人体排出水分的途径如下（图2-6）。

1.尿液的排出 肾脏是维持水和电解质平衡的主要器官，当摄入水量多时，肾脏的排尿量就会增加，肾脏还是人体重要的排泄器官，肾脏溶质负荷排泄需要一定的水分以尿液的形式排泄掉。因此，人体的最低尿量所需要的水量取决于溶质负荷和肾脏对尿的浓缩能力。正常人的最小排尿量大约为500ml。

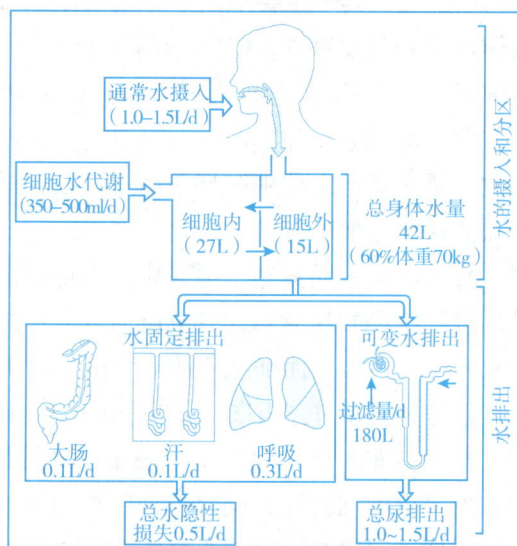

图2-6 人体内的水平衡原理

2.出汗和隐形水分排出 在高温或者高运动量的情况下，汗液和蒸发是机体维持体温的方式。因此出汗、皮肤隐形的蒸发、呼吸都有水分的排出。

3.粪便 粪便含有40%~60%的水分，因此从排便中排出的水分100ml左右。

4.病理性水分流失 当人们出现呕吐、腹泻、发烧、出血等一些病理状态时，都会出现水分的流失。

当机体的水分失去平衡时，水平衡紊乱可表现为总体水过少（脱水）或过多（水肿），或变化不大但水分布有明显差异，即细胞内水增多而细胞外水减少，或细胞内水减少而细胞外水增多。水失平衡的基本原因为水摄入和排出不相等，不能维持体内水的动态平衡。水平衡紊乱常伴有电解质及渗透压的平衡紊乱。

二、电解质平衡

水是人体内含量最多的成分，体内的水和溶解在其中的物质构成了体液。体液中的各种无机盐、低分子有机化合物和蛋白质都是以离子状态存在的，被称为电解质。其中主要阳离子有钠（Na^+）、钾（K^+）、钙（Ca^{2+}）和镁（Mg^{2+}），主要阴离子包括氯离子（Cl^-）、碳酸氢根（HCO_3^-）、磷酸根（HPO_4^{2-}，$H_2PO_4^-$）、硫酸根（SO_4^{2-}）以及有机阴离子如乳酸和蛋白质。氢离子（H^+）浓度在体液中以酸碱度（pH）表示，即pH=$-log$［H^+］。体液的含量、分布、渗透压、pH以及电解质含量在正常人体中维持平衡或者在相对狭小的范围内维持稳定，才能保证生命活动的正常进行。

1.体液电解质分布 血浆中主要电解质有Na^+、K^+、Cl^-等。细胞间液是血浆通过细胞膜的超滤液，其电解质成分和浓度与血浆很相似，不同之处是血浆有较多的蛋白质，而细胞间液含少量蛋白质。

细胞外液的主要阳离子和阴离子为Na^+和Cl^-，而K^+却主要分布在细胞内液，这种分布主要依赖于细胞膜上的钠钾泵的主动转运功能。钠钾泵将Na^+从细胞内泵出到细胞外，同时将细胞外的钾收回到细胞内。因此，钠钾泵在维持细胞内外电解质浓度的平衡起着重要的作用（表2-2）。

表2-2 细胞内、外液电解质正常值和汗液中电解质浓度　　　单位：mmol/L

电解质	血浆	细胞内液	汗液
钠	160~155	10	20~80
钾	3.2~5.5	150	4~8
钙	2.1~2.9	0	0~1
镁	0.7~1.5	15	0.2
氯化物	96~110	8	20~60
重碳酸盐	23~28	10	0~35
磷酸盐	0.7~1.6	65	0.1~0.2
硫酸盐	0.3~0.9	10	0.1~2.0

从上表中可以看出血浆中钠和氯离子的含量最多，重碳酸盐次之；细胞内液中磷酸盐和钾含量最多，镁次之。汗液中的电解质的丰度趋势与血浆中相似。

2.体液的交换 水是人体中所占比例最丰富的物质，正常成年男性的体液中约占体重的60%，其中40%分布在细胞内，称为细胞内液，20%分布在细胞外液，称为细胞外液。在细胞外液中，血浆约占5%，细胞间液占15%。体液的含量分布因年龄、性别和体脂率的影响有很大的差别。随着年龄和身体的肥胖度的增加身体含水量降低。身体渗透压取决于一价的电解质浓度，例如细胞外液的钠、氯和重碳酸根，细胞内液的钾、磷酸根。

　　人体每天补充的水和电解质在体内不断地在各区间进行交换，其中包括血浆与细胞间液、细胞间液与细胞内液之间的交换。血浆与细胞间液的交换中水分交换的动力主要是血压和血浆蛋白质产生的胶体渗透压。血管的动脉端血压>胶体渗透压，水分从血管内流向组织间，静脉端血压降低，胶体渗透压相对大于血压，组织间水分回流入血管。

　　细胞外液体积和渗透压通过维持水和电解质平衡进行充分调节，水和电解质平衡的调节受到神经和体液调节，主要通过神经、激素控制水的摄入量和肾的排出量来完成。这对于维持血压、防止细胞肿胀或缩水非常重要。肾脏和渴感机制灵敏地调节着细胞外液的增加或减少，使得动脉血压升高或降低。细胞内外之间的交换主要依靠钠-钾泵，水分交换的动力主要决定于细胞内外的晶体渗透压，水分从渗透压低处流向高处。

　　3.酸碱平衡　　机体通过三条途径维持体内的酸碱平衡。首先是通过血液的缓冲系统。血液中有一些既能中和酸又能中和碱的物质，其中最主要的是碳酸氢钠（$NaHCO_3$）和碳酸（H_2CO_3），两者的比值为20：1。第二条途径是通过肺的呼吸。当体内 H_2CO_3 过多时，它很容易解离为 CO_2 和 H_2O，CO_2 兴奋呼吸中枢，加速 CO_2 的排出；反之，体内 H_2CO_3 过少时，呼吸减慢，CO_2 排出减少，使 H_2CO_3 增加。第三条途径是肾脏的排酸、保碱作用，这也是最重要的一条途径。体内酸过多时肾脏排出大量的酸（H^+），重吸收和生成大量的碱（$NaHCO_3$），反之当体内碱过多时，肾脏排酸（H^+）、重吸收碱的作用均降低。

　　酸碱平衡使身体各部位的pH均控制在一定的范围内，过高或者过低都会使人酸中毒或者碱中毒，身体pH微小变化会改变神经肌肉的兴奋性或者身体各种代谢酶的活性。人体酸碱平衡需要三种机制的参与：肾脏、呼吸和机体的化学缓冲机制，而化学缓冲机制又涉及碳酸盐、磷酸盐、蛋白质和血清蛋白缓冲机制。

　　大量的研究表明，当人为酸性体质时，对骨骼有不良的影响，并影响人体的矿物质含量的变化。健康老人体内产生的净酸性物质，也就是肾脏的净酸排泄与镁和钙的排出有关。人们发现如果尿液的pH发生变化，pH小于5或者大于8时，肾脏排出的钙的含量不同。净酸排泄每改变1mg，酸性尿和碱性尿中钙的排出量分别为 0.035mmol/d 和 0.023mmol/d。净酸排泄与饮食的构成有关，与水中的矿物质含量同样也有关系。

第五节　水与生殖

一、羊水与胚胎发育

从系统发育理解生命开始，生命产生于海洋。从个体发育理解生命开始于羊水。迄今为止，地球上出现生命已有35亿年。生命最初诞生于海洋。我们人类在母体的羊水中生长就是在重复地球上出现生命的历史。不仅是人类，其他生物体液中离子浓度的结构比例也和海水相似，因此生命的产生与海洋有直接关系（图2-7）。胎儿在与海水相似的羊水中成长，这与在海水中历经漫长岁月发展而来的生物进化过程相同。卵子与精子结合后的受精卵，在反复进行细胞分裂的同时，从输卵管游到子宫，在子宫内

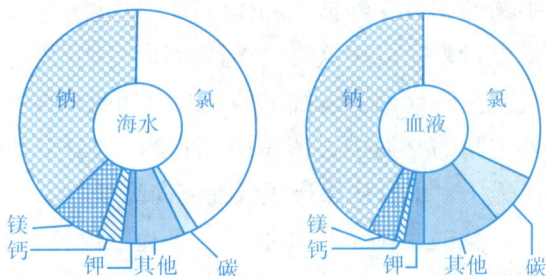

图2-7　海水与人体血液组成比较

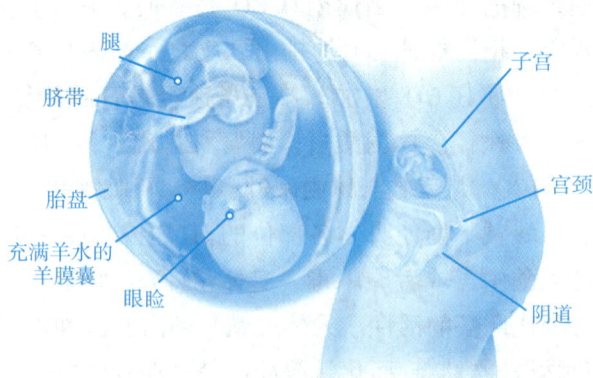

图2-8　胎儿在羊水中成长

膜着床后开始从母体汲取营养。这时胎盘起到母体子宫壁与胎儿之间媒介的作用。在子宫中，母体血液中的液体成分通过羊膜渗出，这就是羊水（图2-8）。母体妊娠3个月时羊水容积大概为50ml；5个月大约为400ml；7个月时大约为750ml。

整个妊娠期间母体代谢很旺盛，每日的饮水量高于一般人群，另外孕妇可以吸收水中含有的各种矿物元素，特别是钙、镁等常量元素。纯净水或蒸馏水中矿物元素含量极低，孕妇长期饮用引起孕妇的矿物质的缺乏，并不利于胎儿

的发育。

另外，饮水安全、卫生，对妊娠妇女更为重要。饮水安全关系到两代人的健康。自来水管道容易产生二次污染，最好经过净化处理，不要直接饮用。例如水中铅可以通过胎盘屏障，而影响胎儿的发育。还有多种污染物都可以通过母体传给胚胎，极有可能造成妊娠期间胎儿的细胞发生畸变或突变，发生怪胎、畸形。

水对胎儿的重要性，怎么讲都不为过。要了解水对胎儿的重要性，首先要弄清以下几个问题。

1. 羊水是如何生成的？ 羊水的来源是母体血浆。羊水的生成过程大致是：母体血浆流过胎膜，通过胎膜透析后进入羊膜腔（胎儿位于羊膜腔内），羊膜腔的上皮细胞分泌和胎儿的尿液便构成了羊水。

2. 胎儿怎么"喝"水？ 胎儿是通过羊水与母体血浆之间的交换来实现"喝"水的。羊水与母体血浆的水交换极为频繁，大概1.5小时羊水要交换50%。

3. 羊水成分恒定不变吗？ 羊水的成分包括80%的水，还有少量的无机盐类、有机物、激素和脱落的胎儿细胞等。羊水的比重介于1.007~1.035间，呈中性或偏碱性。羊水中的各种化学物质随着妊娠的进展，也相对地发生变化。妊娠前半期羊水澄清，羊水量相对较少，妊娠后期因羊水内含胎儿脱落的毫毛、皮肤细胞和胎脂等物质，略显混浊，羊水量也较多。

4. 羊水对胎儿的重要性是什么？ 羊水对胎儿的重要性，就像空气、水和营养对我们一样重要。

（1）保护作用 妊娠期间，羊水能缓冲腹部外的压力或冲击，避免胎儿受到直接的损伤。

（2）恒温作用 羊水是恒温剂，能使母体的子宫内温度处于恒温状态，避免因温度波动导致胎儿的肢体发育异常或畸形。

（3）抑菌作用 羊水中还有一些抑菌物质，对于减少胎儿感染有一定的作用。

（4）缓冲作用 分娩过程时，羊水会形成水囊，可缓和子宫颈的扩张。子宫收缩时，羊水还可缓冲子宫对胎儿头部的压迫。

（5）润滑作用 胎膜破水后，流出来的羊水对产道有一定的润滑作用，易于胎儿娩出。

（6）羊水是胎儿的"健康指示剂" 我们能透过羊水了解胎儿的生长情况、健康状况，如通过检测羊水，可诊断胎儿是否发育正常，是否患某种遗传性疾病、是否出现畸形、胎盘功能是否正常、胎儿的成熟度和母子血型是否相合等。

二、水与精液

男性对外界环境的敏感性高于女性，更容易受到外界的影响。当外界的污染进入人体后，Y染色体更容易受到侵害，因此更容易受到外界污染物的影响。

精子是雄性生殖细胞发育的终端产物，在形成变形过程中，DNA损伤与修复系统机能随之丧失，不能像体细胞与卵细胞那样能够修复90%以上的原发性遗传物质损伤。在各种细胞中只有精子具有这样的特性，因此精子所携带的损伤更具危害性。

人们发现有些物质污染环境后，可以通过模拟或拮抗生物体内的激素来干扰人类和其他生物内分泌系统的正常功能，继而对发育和生殖产生危害。男性精液质量的降低，环境激素也有一定的作用。许多科学家都曾郑重警告环境污染与生物繁衍困难之间存在着必然的因果关系，其危害直接威胁到人类自身和其他生物和生物多样性，在某些两栖类、鱼类、鸟类的种群退化及灭绝、生育力下降和丧失、雌性化等过程中，水中环境激素污染物质无疑扮演了元凶的角色。

第六节　水与细胞

人体是由细胞组成的，人的衰老与死亡过程就是人体细胞衰老死亡的过程，人体中细胞每天都在更新。

人体细胞内外都充满了水。获得1937年诺贝尔生理和医学奖的匈牙利生物化学家阿尔伯特·森特哲尔吉（Albert Szent-Gyorgy）说过，水分子结构是所有生命的本质。生物体不同组织的细胞执行不同的生理作用其含水量也不同。男性的红细胞含水量为64%，青蛙心脏的含水率为80%，而青蛙卵子的含水为49%。细胞含水量的不同取决于细胞内生物大分子的功能（如蛋白质的表达）。

细胞内的水具有与大分子溶液中相类似的表现，而且更为复杂。除各组分的作用外，细胞这一多组分非均相体系中众多的相界面，使表面作用影响更为突出。此外，细胞精细结构的分区阻挡效应，使细胞内水的转动、平动、扩散都受到阻碍。蛋白质、核酸、多糖等生物大分子的水合过程，它们的三维立体结构中水分子的定位以及水分子对大分子构象的影响，水在膜结构中的定位和作用，细胞内的生物大分子，包括蛋白质和核酸等都存在于细胞内的水中。哺乳动物的细胞水中大约含有250mg/ml的蛋白质、大约110mg/ml的RNA、$10^3 m^2/L$的细胞骨架：表面、大约250mM离子和许多溶质。因此细胞内渗透压很高同时水分活度很低，这些物质的存在影响力细胞内的扩散、结构和动力学以及细胞内水环境性能。

细胞膜有一层由磷脂组成的双层膜，称为双磷脂细胞膜，正是这层膜将细胞内环境与外环境分开。在青年人的活细胞中，含水率为70%左右。水是生化过程的基本保障。水分子进出细胞内外，长久以来被认为是通过简单渗透扩散方式通过细胞膜，但这种扩散速度非常慢。美国霍普金斯医院的Peter Agre教授研究证明，水分子跨越细胞膜的快速输送是通过细胞膜上一个专门的蛋白水通道而实现的。水通道每秒可以允许30亿个水分子通过。

有研究发现癌症患者细胞发生癌变首先是正常活细胞中水发生癌变从而引起细胞组织的癌变，细胞中水的癌变主要是指细胞中水的有序结构波动、物理常数等发生异常。

第七节　水与经络

中国中医科学院张维波研究员在研究水与经络关系时发现，水与经络有一定的关系，指出经络的通畅及其水在经络中良好的流动是保持人体健康的关键。

在2018年3月27日美国科学家在《Scientific Reports》杂志中发表论文，宣布发现人体内一个未知的"新器官"即充满流体的"间质组织"，他们用最新的技术发现类似流动流体的一条高速公路。这种间液网络遍布全身，它们所处的位置有：皮肤表层下方，沿消化道、肺部和泌尿系统，围绕动脉、静脉和肌肉之间的筋膜。研究者认为，以前在解剖的过程中无意识地破坏了间质的结构，当其中的液体被排空，放在显微镜下观察时，它们仅是一层简单的结缔组织。因此被人们所忽略。

经络其实在全身无处不在，细胞全都浸润在组织液中。整体的普遍联系就是通过连续在全身的水来实现的。所以中医上还有"全身无处不经络"之说。

张维波教授的研究认为[6]，经络是一种低流阻通道，它存在于组织间隙，以水为主体的组织液在其中缓慢地流动，为血管、淋巴和细胞之间的物质循环和营养代谢提供了保障。这也能很好地诠释了很多中医疗法的医疗作用，"通则不痛、痛则不通"。"通"就是一种有效地流动，流水不腐、户枢不蠹，这种流动起到濡养组织、带走废物的作用。

既然水与经络有关系，通过实验发现，经络锻炼，即疏通经络，结合补水是非常好的保健措施。

第八节　水与认知

认知是指人们获得知识或应用知识的过程，或信息加工的过程，这是人的最基本的心理过程。它包括感觉、知觉、记忆、思维、想象和语言等。人脑接受外界输入的信息，经过头脑的加工处理，转换成内在的心理活动，进而支配人的行为，这个过程就是信息加工的过程，也就是认知过程。认知能力是指人脑加工、存储和提取信息的能力，即我们一般所讲的智力，如观察力、记忆力、想象力等。人们认识客观世界，获得各种各样的知识，主要依赖于人的认知能力。

脑是神经活动最活跃的部位，血液供应、氧的利用和能量消耗都很大。人脑占人体总体重的2%，但是消耗的氧气占全身的消耗氧气20%~50%。当你思考的时候，数百万神经元细胞会来来回回紧张地相互传输着信息，并与身体各个组织器官发生着联系。这些神经元细胞需要能量，它们要完全消耗75%的心脏血糖和20%的身体总血糖，还需要氧气。人和动物脑部能量消耗有很大的差别，研究显示，黑猩猩和恒河猴大脑总能量的消耗分别是11%~12%和2%~8%。而人则消耗人体摄入的总能量的20%。能量代谢中需要大量的水分和氧气。各种物质在充分水合作用下，充足的氧气、电解质和水平衡，人对外界的反应快。

有研究表明，大鼠出生后大脑的含水率逐渐降低，出生2小时时为83.7%，出生7天时为81.26%。机体各器官中大脑对脱水的敏感性最高。当机体脱水仅为体重的1%~2%时，神经元的正常活动开始降低，短期记忆受损，视觉跟踪能力减弱和注意力不集中。大脑下丘脑的摄食中枢对饮水具有调节功能，机体脱水时，会产生厌食等症状。保持机体正常的水合作用，才能保证人们提高认知能力和思维的敏锐。

第九节　水与免疫力

免疫力是人体自身的防御机制，是人体识别和消灭外来侵入的异物，如病毒、细菌等和处理衰老、损伤、死亡的自身细胞，以及识别和处理体内突变细胞和病毒感染细胞的能力。

不同人免疫力不同，影响免疫力的因素有很多，有先天的，有后天的，有精神因素，有物质因素。其中包括水在内的营养素是机体中许多免疫物质产生的重要基础。

水是一切化学反应的介质。水的离解较弱，属于惰性物质，但是，由于人体内酶的作用，使水参与很多生物化学反应，如水解、水合，氧化还原、有机化合物的合成和细胞的呼吸过程等，动物体内所有聚合和解聚合作用都伴有水的结合或释放。

用饮食来改善免疫力，增强抵抗力时，必须加强饮用水的吸收，一般免疫力的下降的人，水在其周身发挥的功效会较常人低，这需要身体内的酶的催化作用使水的医疗作用发挥到更大。

免疫力是与多方面的因素有联系的，包括人的情绪。因此要保持健康的心理状态。人只有在一种健康平衡的状态下免疫力才是最好的，在不良的心理状态下会破坏各生理系统功能的长期稳定，坏心情时候，可以泡热水澡或去保健院做水疗，这些活动都能给自己带来好情绪。

英国科学家已经证实，每天喝两升水的人的免疫系统比一般人强60%。水可使骨髓中免疫系统的工作能力增强。多喝水、喝好水的人血液中明显有更多的免疫细胞。哈佛大学的研究人员发现，每天喝6杯水的人（1500ml左右）可将患膀胱癌的风险降低60%，他们甚至推测喝水对于肠癌和乳腺癌也有一定的预防作用。

第十节　水与抗氧化性

人们一提起抗氧化性，不由自主地想起一些具有抗氧化性的食品、保健品等固体物质。什么是抗氧化呢？它是指抗氧化自由基的简称。人体因为与外界的持续接触，包括呼吸（氧化反应）、外界污染、放射线照射等因素不断地在人体体内产生自由基。过去人们经常认为，癌症、衰老或其他疾病大都与过量自由基的产生有关联。现在大量的研究表明，不是所有的自由基都是有害的，只有含量很低、活性很强的一些强氧化功能的自由基对人体有害，而大部分自由基对人体健康是有益的。

抗氧化就是任何以低浓度存在就能有效抑制自由基的氧化反应的物质，其作用机理可以是直接作用在自由基，或是间接消耗掉容易生成自由基的物质，防止发生进一步反应。人体在不可避免地产生自由基的同时，也在自然产生着抵抗自由基的抗氧化物质，身体内氧化和抗氧化也要处于一种平衡状态。过去人们常常过分地强调了抗氧化，摄入大量的抗氧化剂，可能把人体中不需要去除的自由基也中和掉了。因此大量摄入抗氧化剂后并没得到预想的效果。

那么水是否有抗氧化性呢？答案是肯定的。我们都知道，水分子是由一个氧和两个氢元素组成。在自然状态下，水是以团簇结构存在的。在不同压力、不同矿物质组成、不同温度或pH条件下，有一些水分子会解离成氢离子和氢氧根离子或者是水合氢离子和氢氧根离子。即：$H_2O=H^++OH^-$，$2H_2O=H_3O^++OH^-$。水中的OH^-被称之为羟基自由基。在所有的自由基中它的反应速度快，很容易与一些物质发生反应，它属于含量少、活性强的自由基。

正如我们古人常常说"一方水土养一方人"。有许多的优质矿泉水对于一些慢性病具有良好的作用，可能也不能排除一些心理的暗示，但是有些矿泉水确实有很高的抗氧化性，这些抗氧化性一般随着矿物质的增加而增加，特别是重碳酸根、镁和钙。北京公众健康饮用水研究所曾经对不同含量的这三种物质进行羟基自由基清除率的实验，纯净水的抗氧化性为零，也就是说纯净水的羟基自由的清除率为零。随着这三种物质的含量的增加，羟基自由基清除率随之增加。

在我国广西、贵州、四川一些喀斯特地貌的地区，长寿人口比比皆是，例如广西的巴马、四川的彭县等地均为喀斯特地貌，地层结构为碳酸盐类的岩石，水中的矿物元素主要以重碳酸钙镁为主。

在国际上有许多地区的泉水具有一定的养生效果，例如法国南部的卢尔德泉水，在1858年有64名严重垂危的患者，浸浴泉水后离奇康复，而这些康复病例无法在科学的范围内进行合理解释。随着近年来氢分子医学的进展，人们认为这些具有疗效的泉水可能含有氢离子甚至有人说存在负氢离子等。

从2007年以来氢分子医学发展以来，人们发现氢气具有很强的还原性，可以快速地与羟基自由基反应，是一种强有力的抗氧化剂，因此对于一些氧化应激所造成的炎症具有良好的疗效。同时有许多的慢性病的发生是由于机体内自由基过多。现在国际上关于氢气的生物学的许多动物实验和部分临床研究，确实已经证明了氢气可能具有治疗糖尿病、类风湿关节炎、湿疹、抑郁症、动脉硬化等疾病的潜在价值，至于治疗的机理、剂量等的研究如火如荼的进行着，有望成为慢性病的克星之一。

第十一节 水——生命的精神源泉

WHO（世界卫生组织）指出健康的四大基石其中就是良好心态。要养成良好的心态，首先要像水学习。水是生命之源包括两个意思，一是水是生命的物质源泉，二是水是生命的精神源泉。

生活当中，水是无处不在的，我们应该学习它的博大，它为他人着想的无私奉献精神。生命诞生于水，注定一生如水。我们每个人骨子里都应该流淌着水一样的性格，水一样的宽容，水一样的善良，水一样的执着，水一样的不舍。

地球上水域甚多，形态各异，然而它们都有一个共同的特点，那就是宽阔。"海纳百川，有容乃大"是家喻户晓的一个成语，大海的宽广可以容纳成千上万的河流，比喻包容的东西广泛。人也应该豁达大度、胸怀宽阔。当一个人胸怀宽广时，就会容纳别人、欣赏别人、宽容别人，自己的心境还能保持乐观。拥有比海洋更加博大的胸襟，是我们中华民族的传统美德，是待人处事的基本法则。让我们善待每个朋友，深切地理解每个人，相信自己，也相信别人，严于律己，宽以待人。这样，我们一定能保持良好的心态。

水向大自然无私地奉献着自己，流芳百世，主宰着整个世界。老子说"上善若水，水善利万物而不争。"最高境界的善行就像水的品性一样，水最利于万物滋长而不和万物相争，它停留在众人所不愿待的地方，这就是它的处世之道。一个成功者无论在何种情况下，都只是讲述胸中的万千丘壑，而不是锋芒毕露、狂妄自大。

水是平静的，平静中还潜藏着浩瀚的激流。人生中，我们都会遇到许多不愉快，而温柔往往是我们心灵的港湾，是我们前进的动力，是我们战胜困难的勇气。温柔仅是人们性格的表现，还是人们心里最美好、最想抵达的世外桃源。人生坎坷，遇事繁多，心静如水，必能成功。

水灵活多变，它能够不拘束、不呆板、不僵化、不偏执。它因时而变，水的灵活使它的身影随处可见，它向往自由，追求梦想，它懂得跟随大自然的规律，顺势而流。它遇冷凝结成冰，遇热变成气体，遇水合二为一，遇风翻滚成卷卷浪花……它的灵动给世界带来了生气和美感，它的灵动给万物带来了生命与朝气，它的灵动给人类带来了无限的感动。灵活不是一种世故，而是一种成功做人、成熟做事的智慧与方式。

一滴水虽然微不足道，但成年累月，持之以恒，一滴、两滴、三滴……千千万万滴水就能汇成一股强大的力量，击穿坚硬的岩石，因此有了"滴水穿石"。每一条河流都向往着自己能流向大海，与大海结合，孕育更多、更可爱的生命。

水是反应人性的，人要像水一样生活，胸怀如水之宽阔，品德如水之明智，心态如水之平静，头脑如水之灵活，毅力如水之坚定。用真诚的心对待朋友，用认真的态度处理世事，用顽强的精神完成梦想，创造属于自己的美丽人生。

在平凡的世界里，让我们的人生如水。即使是一滴，也让它成为朝露，折射出太阳的光辉；如果是一汪泉源，让它成为涌动的活水，荡涤俗世的尘埃，成为救人于干渴的荒漠甘泉。人生当如常态的水，水样的人生游刃有余，不死板，不浮躁，流动时活泛，沉淀后至情。

人的一生，起伏不定，无数坎坷，如同泥沙，如果你慢慢地沉淀下去，将会永远不见天日。无论遇到多大的挫折，生活多么的艰难，学习水的精神，像水一样不断积蓄自己的力量，冲破障碍，坚定不移，决不放弃，再大的挫折也能化险为夷；学习水的精神，像水一样向着自己的目标前进，最终一定会走向胜利的彼岸；学习水的精神，将自身价值发挥到极致，你会拥有坎坷但却精彩的人生。

第三章　水与健康

导读

　　水是人体七大营养素中最基本、最重要的营养素。水不但本身具有多种营养生理及健康功效，而且其他六大营养素的营养生理功效必须有水的参与才能发挥其作用。

　　水是健康之本，水的健康功效和机理目前尚不清楚，这与水的结构、物理和化学分析、组分、活性、物理特性等有关，不能把健康效果单一地归结于某个组分或因素。

　　多喝水、喝好水可以提高人体代谢力、免疫力、康复力、适应力及促进人体健康和生命质量的提高，甚至对某些慢性病具有预防保健及辅助疗效作用。

　　水是百药之王。三分药，七分水。水似药，但不是药，水可以更好地发挥药效作用。

　　水是未来最廉价、最方便、最有效的保健品，但并不是所有水都具有保健疗效作用。

　　自来水是安全水，但不是最佳的饮用水，有条件的可以选择既安全又健康的优质天然泉水、天然矿泉水、冰川水等。

第一节　水与健康的关系

一、水——不该遗忘的重要营养素

水也许是如同空气一样来的太容易，其营养价值常常被人们所忽视。

水是构成人体的重要组成部分，是七大营养素之一，对人体健康起着重要的作用。营养素是指食物中可以给人体提供能量、机体构成成分和组织修复以及生理调节功能的化学成分。人体需要的营养素分为水、蛋白质、脂肪、碳水化合物、维生素、矿物质、膳食纤维七大类。水不但本身具有多种营养生理及健康功效，而且其他六大营养素的营养生理功效必须有水参与才能发挥其作用。

有人曾做过一项实验，一条狗断水、断食12天死亡，另一条狗只断食、不断水却活了25天。印度的民族英雄甘地，为争取国家独立绝食31日未死，是因为他绝食不绝水。人类也在众多的实验和观察中证明，在保证饮水和睡眠活动正常的情况下，人可以在一段时间内不吃任何食物，通常称为"辟谷"（辟是排除的意思，谷是五谷）。在人们辟谷的时候，水要喝，觉要睡，这样才能坚持。科学研究还证明，如果不允许喝水，人的生命最多能坚持1周。可见，水对于生命是何等重要。如此重要的营养素却长期被人们所忽视。

根据WHO近几十年的大量流行病学的调查显示，健康饮水与慢性病的防治息息相关。2011年北京公众健康饮用水研究所和新浪网共同进行的水与生命质量认知调查中发现，有30%的人不清楚水对生命体的作用。在调查报告中显示有50%以上的人认为不需要进一步了解水对人体的功能，说明了大部分人对饮用水方面的知识相对陌生，没有认识到水在人体中的重要性，特别是好水对新陈代谢的重要性。

调查显示，大众对水的认知率仅达到10%，虽然水与地球上所有的生命息息相关，然而我们对与水有关的知识的匮乏却令人震惊，人们不仅不知道什么是好水，就连水的基本功能都不知道的也有较高比例。

近年来随着经济的高速发展，我国居民的生活水平提高，人的平均寿命增加，据2016年的统计，北京市居民人均期望寿命由2009年的80.47岁上升到2016年底的82.03岁。WHO（2018）提供的最新报告显示，癌症、糖尿病、肺病和心脏病合起来每年夺去4100万人的生命，占全球总死亡人数的71%，其中1500万例死亡发生在30~70岁之间。美国的巴特曼博士毕生致力于研究水对疾病的治疗作用。在他所著的《水是最好的药》一书中，详尽地分析了缺水对人体的危害及因缺水出现的各种病理变化及应对措施。北京公众健康饮用水研究所多年来致力于饮水与健康方面的研究，参与了各大媒体关于饮水与健康的科普宣传，是北京电视台生活频道的帮扶专家团成员。经过多年的努力，许多消费者开始认识水，都知道要喝好水、满足每日的充足的饮水量对于降低非传染性疾病的发病率具有一定的效果。

二、优质饮水和健康关系的生物学试验

水与健康的关系一是首先保证充足的水量，二是优良的水质。水质决定体质，体质决定健康。水质首要是水安全。水安全是健康的前提，但不是全部，安全水不一定都是健康饮用水。这里谈到的健康饮用水的概念是水不仅是为了解渴和维持生命作用，更重要的是体现对人体的健康、保健和很强的生理功能。不是所有含有矿物质的水都具有相同的生理和保健功能。

现代医学研究表明，优质矿泉水对人体有保健作用。法国等一些国家，对优质矿泉水的临床治疗效果作了大量对比试验，结果表明，优质矿泉水在人体健康方面确有明显的功效。中国疾病预防控制中心对我国有代表性的十几种矿泉水进行过动物抑瘤试验，结果发现，这些矿泉水都有不同程度的抑瘤效果。一些流行性病学的调查资料也都说明，矿泉水对促进人体健康，延年益寿确有明显的作用。

北京公众健康饮用水研究所与北京大学医学部（2003）对某品牌国外品牌的矿泉水进行了降血脂功能性试验，表3-1为试验结果。

表3-1　自来水与某品牌矿泉水降血压功能性评价结果

项目	净化自来水	某国外品牌矿泉水
总进水量（ml）	1398.67 ± 120.15	1339.67 ± 132.25
总胆固醇（mg/dl）	86.51 ± 12.63	74.20 ± 14.61[*]
总三酰甘油（mg/dl）	127.38 ± 32.90	142.38 ± 43.45
高密度脂蛋白（mg/dl）	52.78 ± 23.20	43.94 ± 12.45[*]

注：* 为差异显著。

从试验中可以看出，高脂血症的试验动物通过饮用矿泉水后，其水的利用率提高了4.2%，血液的总胆固醇和高密度脂蛋白显著比饮用净化自来水的试验动物降低，按照国家功能性评价的要求，三项指标中有两项显著性差异，可以评价该物质具有降脂功能性。因此该矿泉水具有降脂的功能。

刘长庚等人（2004）对10万人进行流行性病学调查研究[7]，选择了四种中国常见的矿泉水类型。从实验中看到，长期饮用天然矿泉水人群平均期望寿命为72.04岁，比不饮用天然矿泉水的对照组人群高出2.99岁，平均死亡年龄要高4.15岁，总患病率要低14.3%，人均医疗费用开支要少28.6%；男女小学生

生长发育可见男生身高高3.06cm，女生身高高4.26cm；男生体重重2.51kg，女生体重重3.40kg；男生胸围大1.62cm，女生胸围大1.81cm。长期饮用天然矿泉水人群的健康状况要优于条件相近不饮用矿泉水人群，但矿泉水类型似乎对实验结果影响较小。

华西医科大学于1991年也曾以CBA/J系和昆明种小鼠，用矿泉水（没有被污染的九寨沟矿泉水）与自来水进行医学实验，其实验结果见表3-2。

表3-2　优质矿泉水的生理功能实验

项目	死亡率（%）	白细胞介数-2（cpm）	SOD（u/gHb）	尿素氮（mmol/L）	三酰甘油（mmol/L）
自来组	53.3	12117.5±1262.85	1121.36	6.82~7.04	0.85
矿泉组	26.7	26125.44±5320.19	1777.78	5.87~5.24	0.61
显著性	$P < 0.01$	$P < 0.05$	$P < 0.05$	$P < 0.05$	$P < 0.05$
±	−49.9	+115.4	+58.5	13.9~25.6	−28.2

注：1. 白细胞介数-2活性：T淋巴细胞免疫功能（免疫功能）
　　 SOD：过氧化物歧化酶（抗衰老功能）
　　 尿素氮：肾功能的指标
　　 三酰甘油：血浆内脂质的含量（血脂）
　　2. 实验动物：CBA/J系和昆明种小鼠

从上表中可以看出从死亡率来看，矿泉水组极显著地低于自来水，其他指标均显著地优于自来水组。说明饮用天然矿泉水的小鼠免疫功能、肾功能以及血脂等方面均高于饮用自来水的小鼠，综合体现为死亡率降低了近50%。

陈守平等人（1990年）对靖州县饮用天然矿泉水641人健康状况调查[8]，调查人群涉及到50岁以上，饮用矿泉水的时间为10～50年的641人，同时选取了生活环境类似的不饮用矿泉水的640个年龄50岁以上的人。从身高和体重来看，饮用矿泉水的人群体重和身高明显高于非饮用矿泉水的人。从表3-3中可以看出，高血压病的患者饮泉区低于非饮泉区10.3%，心血管病低7.27%，中风和消化道疾病均有所降低，皮肤病二者不显著。表明长期饮用矿泉水者生长发育及营养状况明显优于非饮用天然矿泉水者。

表3-3　饮泉区与非饮泉区人群患病率对照（%）

地区	高血压病	心血管病	中风	消化系统疾病	皮肤病
饮泉区	14.20	4.99	0.16	10.76	1.09
非饮泉区	24.52	12.26	1.12	19.52	1.13
χ^2	21.57	21.25	4.73	18.86	0.004
P	< 0.005	< 0.005	< 0.005	< 0.005	>0.05

从以上所列实验的结果可以看出自来水和矿泉水中均含有丰富的天然矿物质，但是其生理功能和生物效应有所不同。优质矿泉水呈现出保健功能，不能单纯或简单地归结于矿物质的作用。由实验可以看出，自来水是安全水，但对人体健康而言，不是理想的饮用水。

三、优质饮用水的健康功效

虽然水的健康功效机理尚不十分清楚，可能涉及水的结构、组分、活性、波动等。不能将水的生物学特性和健康功效全部归结于水中的某种成分，水健康功效在大量生活实践中被人们所验证。美国一位医学博士研究认为："水可以作为强体剂、镇静剂、溶剂、发汗剂、兴奋剂和新陈代谢促进剂。"他还强调说："水虽有药效，但又和药剂不同，完全无副作用，这是水特有的长处。"俄罗斯学者的研究证实，经常饮用凉开水，有预防感冒、咽喉炎和某些皮肤病之功效。水的健康功效的主要体现在以下几点。

1.镇静功效 在心情烦躁、情绪不稳时，慢慢而少量地饮水，会产生安神镇静的功效。有专家指出，约22%的人会多次出现眩晕或昏厥，个别献血者也会发生眩晕，甚至晕倒。这是因为人在精神过度紧张或直立过久的情况下，可能发生脑部缺血，引起供氧不足所造成，适量多饮水可以显著缓解因脑部缺血而引起的头晕，从而减少眩晕或晕倒。

2.解热功效 "解热"是指水能使人体内的多余热量得到降解从而使体温趋于正常体温值37℃左右。不论是由于环境因素或疾病因素，当体温异常升高时，都应多饮水，通过多出汗来使体内多余的热量经皮肤蒸发散失掉，从而使体温下降。例如，感冒发烧时，在吃药的同时还应多喝热水，这不仅可以促进血液循环，净化并排出血液中的有毒物质，还可增加排汗和排尿，从而降低体温。

3.急救功效 水对某些疾患还有急救的作用。例如，对于高热、腹泻脱水的患者，应该大量饮水，及时补充流失的水量，加速体内水分的吸收，以便避免因脱水引发的生命危险。如果脱水症状严重，患者无法自主饮水，应通过静脉输入0.9%的生理盐水或葡萄糖盐水，会更快起到有效的治疗作用。当失水量达到体重的15%~20%时，往往会使人失去生命。

4."伴药"功效 人们患病用药时，不论是中药或西药，也不论是液体或固、粉状成药，所有的药物进入体内，其代谢均需要水的参与，充足饮水才能快速充分地发挥药物的治疗作用并将其代谢废物快速排出体外。

5.调节体温　人体通过体内的水进行吸热或放热，能使体内的温度得到有效调节。比如炎热季节，环境温度往往高于体温，人靠出汗使水分蒸发带走一部分热量来降低体温，使自身免于中暑。而在天冷时，由于水贮备热量的潜力很大，人体则不致因外界温度过低而使体温发生明显波动。

6.维持身体的正常运行　各种营养物质的消化、吸收和运输，体内一系列化学变化，废物的排泄等都需要水，如果没有水，这一切都无法正常进行。人的各种生理活动都需要水，因为水可溶解各种营养物质，而脂肪和蛋白质等要成为悬浮于水中的胶体状态才能被吸收。水在血管内、细胞之间川流不息，把氧气和营养物质运送到组织细胞，再把代谢废物排出体外。

7.水是体内的润滑剂　水具有润滑作用，如泪液可以防止眼球干燥；唾液及消化液滋润消化道，有利于吞咽和咽部湿润；关节液能润滑关节，使关节灵活运动。

8.减缓心脏压力　水中含有矿物质——镁，而镁对心脏病的发生可起抑制作用，若体内长期缺乏镁离子的话，容易引起心脏病及中风。人在熟睡时，出汗、呼吸会使身体内的水分丢失，血液黏稠度增加，在凌晨发生心脑血管病的风险增加。有些人觉得睡前喝水会引起夜尿，很麻烦，于是控制睡前的补水，这是不好的习惯。在睡前适当补水，可以缓解机体的脱水状态，维持血液的黏稠度的稳定，预防猝死。因此有心脑血管病的人特别要注意睡前和清晨的补水。

9.充足饮水量有助于减肥　机体的能量代谢与水有关，研究表明，每代谢1卡的能量就需要1.5ml的水，充足的饮水可以协助脂肪的燃烧，提高机体的代谢能力，减少脂肪的堆积。在每顿饭前，摄入适量的水，增加饱腹感，可以降低食欲。

美国营养学报曾经报道了一个实验[9]，14名健康且体重正常的人，男女各半，饮用500ml的水和含有氯化钠的水，在喝水30～40分钟后能量消耗增加了24%～30%。从图3-1中可以看出饮水后在10分钟内能量消耗开始增加，而到90分钟后基础代谢率恢复

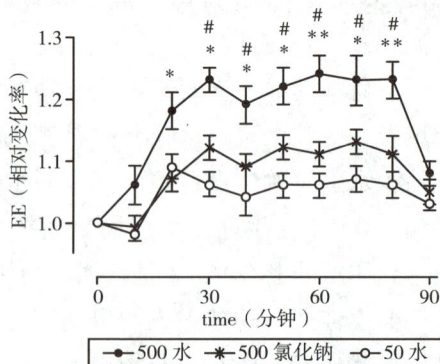

图3-1　水量和水质与能量消耗

到未喝水的状态。单纯喝水的能量消耗最高，而饮水量为50ml的和喝盐水的能量消耗较低。从实验结果中可以看出，每天饮用2L水可以减少400千焦的能量消耗，同时喝冷水比喝热水能量消耗更多。还有一个实验表明与不喝水的人相比，每餐饭前饮用500ml水的人12周内可以多减少44%的体重。

第二节　水中矿物质与人体健康

一、水中矿物质的重要性

现在有些人缺乏水营养知识，认为水中矿物质含量微乎其微，可以忽略不计；认为我们每天从食物中摄取的矿物质就可以满足人体需要。这些观点都是片面的，从近代生物化学、生理学、量子化学、结构物理学及生物进化等科学领域的理论及其研究成果证明，水中矿物质对人体生命与健康来说是不能缺少的，食物中的矿物质无法满足人体每日的需要量。

我们饮用的水是水溶液，而不是单纯的溶剂或溶质。从生命的起源、演化、生存来看，生命起源于水溶液，而不是在人工制作的纯净水中，因此不能形而上学地把水分割为溶剂或溶质，二者均不能偏废。在不含有任何矿物质的纯净水中无法孕育生命。

饮用水中矿物质对于人类和动物健康十分重要，因为它们以离子的形态存在于水中，与存在于食物中的矿物质比起来更容易被肠道吸收。水中的常量矿物元素（镁、钙、碳酸氢盐和硫酸盐）和微量元素（锂、钼、硼等）对人体日常需要贡献巨大。常量元素的标示单位mg/L，而微量元素的标示单位为µg/L。

从大量的实验结果显示，水中含有丰富的常量元素，即镁、钙、重碳酸根和硫酸根有助于预防心脑血管疾病的发生，预防骨质疏松、老年认知功能下降、癌症、糖尿病等慢性病的发生。特别是水中的镁的作用不容忽视。

饮用水中所含的一些微量元素对于一些疾病具有一定的缓解作用，例如矿泉水中的锂可以抑制抑郁症的发生，适宜的氟化物可以有效地防止儿童的龋齿。

虽然在WHO《饮用水准则》中没有列支水中钙镁的适宜推荐量，但是专家们普遍认为水中应该含有适量的矿物质，但是受到各地环境、气候、饮食习惯、年龄等诸因素的影响，还不能确定水中适宜的含量。

水中钙、镁离子被医学家称之为人体保护元素，能抵抗其他有害元素的侵袭。美国矿物质新陈代谢理论权威John Sorenson 博士认为，新陈代谢的主要金属元素与非主要元素的比例会受到水中主要元素的影响，如果所需的主要元素得到满足，非主要元素就很少或不会被吸收，而是被排泄掉。

水中钙、镁等离子对保持水的正常构架、晶体结构起了很大的作用，而水构架与晶体结构，对于保持水自身功能及对人体生理功能则有非常大的影响。结构与功能是相辅相成的，结构的变化，必然会带来生理功能的变化。

二、人体中矿物质及矿物质的比例

构成地球上所有生物体的元素有50多种，除了碳、氢、氧、氮主要以有机化合物的形式存在外，生物体内其他金属和非金属元素统称为矿物质或无机盐。人体中各种丰富的矿物质约占人体体重的4%~5%，是任何生物体健康必不可少的营养素。有一些矿物质不能在机体内合成，必须从体外获得，即通过饮食来获取。一般人体每日需要量超过100mg的矿物质成为常量元素，占人体总灰分的60%~80%，例如镁、钙、钠、钾、氯、磷和硫等。其他元素如锌、铜、铁、锰和硒为微量元素或称之为痕量元素，在人中含量较低，约占人体总重量的0.01%以下，而且其生物作用均在较低的浓度下。

按照矿物质对人体健康影响来分，矿物质又可以分成必需元素、非必需元素和有毒元素。所谓必需元素是指那些维持人体健康所必需的元素，缺乏时机体组织和功能出现异常，补充后即可恢复健康。然而必需元素若摄入量过多可能会有害于健康。而有毒元素，例如汞、镉、铅、砷等，为重金属元素，当人们摄入极少量时，对人体健康就会产生毒副作用，有些重金属元素又被称为环境激素。

在常量元素中，机体中含量最高的矿物质为钙和磷，通常又将其定义为骨骼矿物质，其他常量元素为骨外矿物质。

人体血清中的钙浓度为2.2~2.5mmol/L。血清钙浓度受到甲状旁腺和维生素D的调控。具有生理活性的钙为离子形式，当血清中的钙元素升高10%时，降钙素就会迅速分泌，将钙含量降至正常水平。

成年人体内含有24g的镁，在血清中含量较低，一般为0.7~1.15mmol/L，镁主要存在于骨骼中，大约含有60%左右，肌肉细胞20%，软组织中20%。镁的吸收部位为肠道，并从肾脏通过尿液排出，成年人体内通常维持一个平衡状态，如果摄入量过多，血清镁的含量增加，则从肾脏中的排出量增加。

血清中的钾含量为13.7~21.5mg/L，与镁相同，随着钾的摄入量增加，尿液中钾的排出量增加。正常情况下，钠的摄入量不会影响钾的排出。但是如果钠摄入量过多时，钾和钠的比例失去平衡，钾的排出量会受到影响。同样机体具有很好的平衡系统，即摄入多，则排出也多，反之，摄入少，则排出少。

硫酸根属于常量阴离子，肠道对硫酸根的吸收取决于硫酸根的量以及硫酸根结合的阳离子类型。随着阳离子价数的增加，吸收率降低，一般一价阳离子，如硫酸钾或钠其吸收率高于硫酸二价阳离子，比如硫酸镁的吸收率低于硫酸钠。在人体中氧化硫通常呈有机形态存在的，并与生物大分子结合，例如黏多糖、硫酸软骨素、类固醇等，在机体中起着重要作用。机体中仅含有少量的无机态氧化硫。在血清仅含有0.3mmol/L。饮水中的硫酸根的吸收率较低，人体具有良好的平衡系统，血浆中的各种电解质浓度除了身体出现重大问题时，通常会维持在一定的范围内，血液将各种物质输送到组织和器官的细胞内，维持人体正常的生理机能，反之当血液中某种电解质降低时，某些组织就会动员某些物质进入到血液中。正是因为机体的平衡系统的存在，血清中的矿物质浓度不能灵敏地作为身体是否缺乏或充足的指标。

三、矿物质的拮抗和协同

人体中矿物元素主要来源于食物、空气和水，胃肠道是主要的吸收部位。众所周知人体需要18种必需微量元素，这些元素中包括了阴离子和阳离子，其中具有生理学意义的四个阴离子——氯化物、氟化物、磷酸根、碳酸根等；八个具有功能的阳离子即Ca^{2+}、Mg^{2+}、Na^+、K^+、Fe^{2+}、Cu^{2+}、Zn^{2+}、Mn^{2+}，这八个阳离子在肠道中可能与蛋白质螯合或结合、或者和一些小的有机物相结合，在机体中具有一定的生理作用；还有两种非金属元素——硒和碘，这两种物质在身体内与一些物质结合共同起作用，例如碘化甲状腺氨酸，硒代半胱氨酸都是酶的组成部分；还有五种元素可能具有一定的营养学意义，即硼、铬、镍、硅和钒。Ca、P、Mg、F这四种元素影响骨骼和细胞膜结构；Na、K、Cl这三个元素影响机体的水和电解质平衡；Zn、Cu、Se、Mg、Mn、Mo与新陈代谢中的催化作用有关；Fe与机体的携氧能力有关；I、Cr与激素功能有关。缺乏这些元素会降低机体免疫功能，造成身体和精神发育的损害。

各种矿物质的吸收存在着拮抗和协同的作用，例如SO_3^{2-}与SeO_3^{2-}、Ca^{2+}与

Zn^{2+}、Zn^{2+} 与 Cd^{2+}、Zn^{2+} 与 Cu^{2+}、Cd^{2+} 与 Cu^{2+}。从图 3-2 中可以看出 Cd 抑制 Cu，Ca 和 Mg 具有协同和拮抗的作用等。

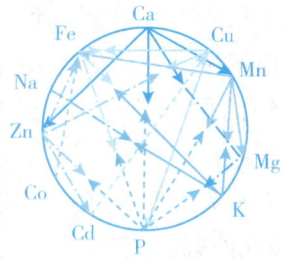

图 3-2　各种元素之间的协同和拮抗示意图

当然水中可以提供的微量元素的数量与水中的含量和饮水量有关，同时饮水量受到人的年龄、性别、身体状态、行为和环境状况的影响，使得每个个体摄入的矿物质或微量元素的数量和吸收率具有很大的差别。

总而言之，可以发现水中的矿物质具有以下好处。

（1）钙——对骨骼和心血管的健康非常重要。

（2）镁——对骨骼和心血管的健康非常重要。

（3）氟——可以有效地防止龋齿。

（4）钠——重要的细胞外液，大量出汗时引起它的流失。

（5）铜——在抗氧化作用、铁的利用和心血管的健康上有重要作用。

（6）硒——在抗氧化作用和免疫系统中有全面的重要作用。

（7）钾是机体生物化学过程中很重要，但是水中含量较低。

水中总矿物元素的相对吸收率大约在 1%~20% 之间。相比食物而言，从饮用水中提供的矿物元素占最大比例的是钙和镁。水中提供的这些微量元素能够满足人们每日所总需微量元素的 20%。水中其他的主要微量元素也能够满足人们每日所总需微量元素的 5% 左右（表 3-4）。有一个例外是，某些特定地方的水（如深井水、火山岩水）中的氟和砷也特别容易被人体吸收。

表 3-4　水中离子的胃肠吸收率及其对各年龄段人群每日需求量的贡献率

离子	固体食物中的吸收率（%）	水中的吸收率（%）	对人体每日需求量的贡献率（%）				
			6月内婴儿	9~13岁少儿	20~60岁成人	乳母	70岁以上老人
Ca	<20	22~40	9~53	3~17	4~26	5~31	3~17
Mg	<15	50	26~102	9~37	9~34	9~36	9~34
Fe	5~37	10~40			12		
Zn	20~40	30~70			175(矿泉水)		
Cu	32	50			50(矿泉水)		
Mn	3~4	3~4			0.8		

通常人们认为，人体所需的营养物质都是由食物转化而来的，所以对水中营养物质的需求是很低。但是，对于那些不吃或很少吃肉的人来说，他们实际摄入的铁、锌和铜的量远远低于所需的量，所以水中的微量元素的含量就至关重要了。

四、水中常量元素与健康

水中常量元素中最重要的是钙和镁。

大量的研究表明饮用富含钙、镁的水的人群心血管疾病、骨质疏松症、癌症、糖尿病等疾病发病率较饮用软水的人低。亚洲许多地区饮用水属于软水，即水中的钙、镁和锌的含量较低。我国台湾地区的一些研究发现，长期饮用软水对于食道癌、结肠癌、胃癌等消化系统的癌症有一定的相关关系。饮用水的总硬度与心脑血管呈负相关关系。但是有些矿物质含量过高的水，容易含有一些对人体有害的物质，因此在强调水的硬度的同时要注意水中其他重金属的含量。

从中国的一些流行病学调查显示，水中的钙和锌具有相互作用，当缺乏钙时，锌对于认知功能为正相关，而钙高时则呈负相关。同样，氟与钙也呈现一定的相关关系。高钙水可以防止氟的毒性作用，特别是对于高氟地区饮用高硬度的水是较经济实用的公共卫生措施。饮用水中与人体健康有直接关系的常量元素镁、钙、重碳酸根、钠、钾、硫酸根，下文主要论述前三种。

（一）镁——生命的明灯

阳光、空气、水是陆地万物生长的三大要素。陆地上的植物中所含的叶绿素可以从太阳光转换为能量，镁是让植物把光转换为能量的元素，而人与动物则通过摄取植物获得能量和营养的。镁可以说是生命的起源，因为镁是叶绿素与光合作用的核心。包括所有的动植物在内的有生命的有机体都需要镁，叶绿素的结构中心是镁原子（图3-3）。以镁为核心的叶绿素被视为大自然重要的营养素来源之一，丰富的绿色素在人体快速吸收氨基酸与合成酶时，都扮演了重要的角

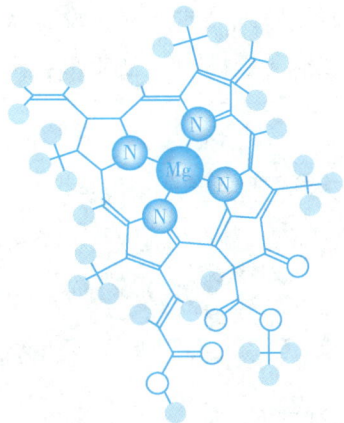

图3-3　叶绿素和镁示意图

色。缺镁会让一切开始死亡。在动物体内，无论是细胞、骨骼、组织以及几乎所有的生理过程都需要镁的参与，生物体细胞中如果没有足够量的镁，我们就无法呼吸、让肌肉活动，大脑的活动也会减少。镁是细胞内的阳离子之一，全身大约有1%的镁在细胞外。

镁是我们身体中的常量元素能激活数以百计的细胞和机体内生化反应。在神经系统中它的功能就像一个阻尼器。

1.缺镁的症状　多年以来，从营养到医学人们对矿物质的关注点集中在钙离子、钠离子等方面，忽略了人体所需要的最重要的元素——镁，它的重要性难以言喻，却很少人明白这一点，实际上镁的重要性高过钙、钾、钠，并且能够调节这三种物质。地球上数百万人处于严重缺镁的状态却浑然不知。

身体缺镁早期症状可能难以察觉，由于大部分的镁储存在组织中，早期缺镁可能导致脚疼、肌肉痉挛等，另外其他早期症状，例如无食欲、恶心、呕吐、疲劳、乏力等，随着缺镁的情况进一步严重，还会出现麻木、刺痛、癫痫、性格改变、心律不齐、心绞痛等。总之，缺镁可以影响人体近乎所有的器官。

如果缺镁的症状进一步严重，在骨骼肌方面严重引起骨骼肌的疼痛、包括头疼、颈部疼、便秘、畏光、耳鸣等；在中枢神经方面出现失眠、焦虑、恐惧、经前易怒、麻木等；在心血管方面包括心悸、心律不齐、心绞痛、高血压、二尖瓣脱垂等；再进一步严重，脑部的影响更为严重，例如震颤性谵妄。在骨骼方面，镁不足时，身体的钙通过尿液大量流失，引起骨质疏松、骨折、龋齿等。严重缺镁时，造成低钙血症或低钾血症。夜间镁骤降时，造成快速动眼期睡眠品质下降，没有恢复性的睡眠。缺镁时，容易引发阿尔兹海默症、糖尿病等慢性病。总结如下表3-5。

表3-5　缺镁的症状

缺镁可能出现的早期警示症状	
身心疲劳	头疼
下眼皮持续跳动	经前水肿、乳房胀痛
上背肩颈紧绷	
缺镁可能的表现方式	
缺乏精力	消化不良
疲劳	经前症候群与激素不平衡

续表

无力	影响睡眠
困惑	肌肉紧绷、痉挛、抽筋
紧张	器官钙化
焦虑	骨骼弱化
易怒	心率异常
癫痫发作（与暴怒）	
严重缺镁症状	
极度口渴	无法解释的体重减轻
极度饥饿	每天状况不同的视力模糊
尿频	异常疲劳或劳累
疼痛或淤青恢复很慢	手脚刺麻感
皮肤干痒	经常或重复出现皮肤、牙龈、膀胱、阴道酵母菌感染

2.镁的吸收和生物活性 身体摄入的镁的吸收率大约为20%~60%。调查显示发达国家大约有75%人每日镁的摄入量低于推荐的每日需要量。人体有镁的平衡系统，当摄入大量的富镁的食物、经皮吸收使用富镁的浴盐或镁油后，或者摄入大量的含镁的添加剂，身体的镁含量会大幅度增加，排出量也会增加。

通常最常见的给药方式有口服、肌内注射、皮下注射、静脉注射以及经皮给药几种方式，镁剂也是同样存在以上几种补镁方式。给予镁的最佳方式有两种，就是结合经皮吸收使用与口服给镁的方式，可以达到最佳的效果。

消化系统是如何吸收食物中的镁呢？含镁的食物第一步是通过口腔的咀嚼，通过胃酸的消化，大部分的镁在小肠吸收，镁通过小肠绒毛进入肠壁周围的微血管，未被小肠吸收的镁被运输到大肠，在那里还可以吸收一小部分。40%的镁在小肠吸收；5%的镁在大肠吸收；55%的镁随粪便排出体内。因此根据镁的吸收过程来看，镁的吸收率与镁的状态有关，一般食物中的镁的吸收率低于20%，饮用水中的镁吸收率可高达59.1%，食品添加剂——氧化镁的吸收率低于4%。

美国推荐的每日摄食的镁量为31岁以上的成年男性每日应摄入420mg，妇女为320mg，怀孕妇女为360mg。19%美国人每日从食物中摄取的镁量不足50%，大约有75%的美国人镁的摄入量低于每日推荐量，50%的镁缺乏症患者可能由于血清镁测试中的统计错误而无法识别，7%~11%的住院患者和65%的重症监护患者缺乏镁，只有大约20%~50%的镁摄入量实际上是被身体吸收的，超过36种处方药会干扰镁的吸收和体内滞留，包括一些抗生素、利尿剂、过敏和哮喘药物以及化疗的药物。食物中的果仁类、绿叶菜、谷物和海产品中镁含量较高，若使用纯净水来烹调食物，食材中的镁会流失，而用较硬水来烹调，则镁的流失较少。

3.镁对健康的作用　人体有大约700多种酶，而需要镁参与的酶有300多种。因此有许多慢性病与身体缺镁有直接或者间接的关系。镁有助于维持正常的肌肉和神经功能，保持心律稳定，支持健康的免疫系统，保持骨骼强壮。镁还有助于调节血糖水平，促进正常血压，参与能量代谢和蛋白质合成。从人体健康的角度来看，将镁比作生命的明灯一点也不过分。

（1）骨质疏松症　有研究表明，镁与骨密度有正相关关系。长期充足的镁的摄入有助于增加骨密度。镁缺乏会引起骨骼强度降低、骨骼量降低、骨骼发育不良以及骨骼过量的钙析出到血液中而造成骨质疏松。

（2）抑郁症　研究显示长期患有抑郁症的人身体缺乏镁。早在1996年神经学家Richard Cox 和Norman Shealy检测了475个患有抑郁症的患者每个人在镁的耐量测试中显示镁缺乏[10]。2009年在澳大利和新西兰一个涉及5700人的实验发现[11]，镁的摄入量与抑郁症具有显著关系。那些每日饮食习惯中镁摄入较低的人更容易测试出抑郁症状，排除年龄、性别、血压和社会经济状况等因素后，其实验结果仍然具有显著性。

（3）糖尿病　糖尿病对身体危害是多方面的，但主要是危害心、脑、肾、血管、神经、皮肤等。目前糖尿病还无法治愈，它的主要危害在于它的并发症，尤其是慢性并发症，造成其死亡率高达50%。从大量的试验结果显示，糖尿病会直接增加癌症的风险。2005年韩国进行超过百万人的研究发现，糖尿病会增加数种癌症发生以及致死的风险，例如罹患肝癌的风险为一般人的4倍。糖尿病患者比大多数人需要更多的镁同时机体镁的流失量更多，因为胰岛素的生成、输送和发挥生理功效都要有镁的参与，缺镁后发生胰岛素的阻抗和血小板反应增加，另外每日摄入量不足，需要量增加，细胞脱水，肾脏出现利尿的现象使得镁的流失量增加。造成了糖尿病症状的进一步加剧。因此长期补充镁就能够预防糖尿病的慢性并发症，缓解糖尿病的发生和发展。

（4）高血压和心脏病　高镁摄入量已经被证明可以降低患高血压的风险。哈佛大学公共卫生学院的一项研究调查了3万名没有高血压的健康男性。降低高血压的风险与增加镁和膳食纤维的饮食有关。在四年的研究中没有出现高血压的人群中，膳食纤维、镁和钾的含量都与收缩压和舒张压的降低有关。

（5）心脏健康　美国夏威夷心脏病研究中心调查7000个男性30年来的饮食习惯，一组人每日镁的摄入量低于186mg，而一组人镁的摄入量340mg，结果显示，高镁摄入量可以减少冠心病的风险。美国的一份社区的调查其追踪了14000名没有心脏病的人发现，高血镁伴随着低心脏病风险。有实验表明，缺镁会造成新陈代谢的改变，造成心脏病发作和脑卒中。镁可以通过血–脑屏障，有效地保护大脑的神经细胞。因此镁在对于早期脑部与脊髓缺血、兴奋型伤害等具有保护神经细胞的作用。每日充足的镁量，可以使血管放松，降低血压，使得中风的风险降低。

（6）偏头痛　在国外镁正在成为偏头痛、哮喘和糖尿病患者的主流药物。在急性和预防性头痛治疗中使用镁作为一种潜在的简单、廉价、安全且耐受良好的选择。研究表明，口服镁的预防性治疗和静脉注射镁治疗急性头痛可能是有效的，特别是在某些特定的患者中。在一个双盲试验中证实镁可以用于预防偏头痛和减轻疼痛。第一项研究是针对一组女性经期偏头痛进行的[12]，发现每天服用360mg的镁后，头痛和疼痛的严重程度明显降低。第二项研究发现[13]，每天早晨服用600mg镁的人的偏头疼发作频率降低了41%，而安慰剂组的偏头疼的发作频率降低了16%。

（7）其他方面的作用　镁在人体健康方面的作用非常之多，例如对于阿尔兹海默症、多发性硬皮病、睡眠障碍、更年期综合征、妊娠期糖尿病等具有良好的缓解作用，对于一些皮肤病，例如神经性皮炎等均有一定的作用。

（二）钙——人体含量中最丰富的矿物元素

水中所含钙和镁的总量（$Ca^{2+}+Mg^{2+}$）称为水的总硬度。由于水中的阴离子的不同，分为碳酸盐硬度和非碳酸盐硬度。当水中钙和镁与碳酸盐和重碳酸盐结合时，经过煮沸时，碳酸钙和镁发生沉淀，可以被除去，这种碳酸盐类形成的硬度一般称为暂时硬度，而一些硫酸盐和氯化物形成的盐类不能用煮沸的方法去除，称为永久硬度。我国常见的是用重量浓度来表示（mg/L），由于硬度并非单一的离子或盐类，必须换算成统一的盐类。这时可以按照当量换算的原则以CaO或者$CaCO_2$的重量浓度来表示，在化验报告中常常显示为以氧化钙计或碳酸钙计。

典型食谱中规定每日的营养摄入中钙和镁的含量要占80%以上。人体每日从食物中摄取大约30%的钙和35%的镁，水中摄取的钙和镁占总量的5%~20%。

充足的钙摄入对于维持骨骼健康和预防骨质疏松至关重要。水中的钙、镁等矿物元素主要以离子形式存在容易被机体吸收，与食物相比，水中钙、镁等矿物质的生物利用率要等同或更高。

从1957年以来全世界有超过80个流行病理学研究公开报道，水的硬度可以降低心脏血管疾病死亡的风险。大部分研究报道中，发现心血管疾病死亡率和增加的水硬度之间存在负相关关系。

还有一些流行性病学的调查显示，尽管水源地或水中矿物盐的含量不同，只要长期饮用优质矿泉水对健康都是非常有益。特别是每天饮用适宜硬度的水可以满足人每日钙和镁需要。在世界范围内，人们钙、镁的摄入量普遍不足。水中的钙和镁是最好的补充剂，同时硬水可以降低在烹饪食物中其他营养物质的流失。

有些人认为矿泉水中由于含有大量的钙和镁，可能会引起结石等疾病，到目前为止还没有强有力的证据表明高钙、镁的水对人体具有危害或引起一些疾病，如中风、肾结石、老年痴呆、低体重初生儿、儿童骨折、高血压、癌症等方面的疾病风险。

有专家认为，为了健康并有效地预防心血管病的死亡率，人们每天从饮用水中钙的摄入量最低为20~30mg/L，镁的摄入量最低为10mg/L。推荐的日摄食量中饮用水提供的钙与镁的比例在不同的国家或国家内部的数值可能是不相同的。因此，在某些地区水的低摄入量对人体健康而言就够了，但在其他地区中水的高摄入量对人体才是有益的。由于公开的数据信息毕竟是有限的，要在每个地区确定具体的饮用水的营养物质的含量还需要进一步的分析与研究才能确定。

中国人膳食结构不能补充人体足够的钙和镁，我国台湾地区的学者认为水中含有33mg/L以上的钙，可以满足人体每日钙的需要量，并可以缓解一些现代文明病的发病率。从实验研究发现，水中钙的生物学利用率较高，是可以作为每日钙的补充来源。我国台湾地区的资料报道2002年在食物中钙的摄入量与血压呈负相关。对我国台湾地区1781名女性研究表明：水中钙的含量与头胎婴儿的出生体重有关。很明显水中的钙对减少早产婴儿的发生率和低体重儿的出生具有很好的保护作用。

WHO 2009年的出版物《饮水中的钙和镁对公众健康的意义》[14]中指出饮

水中的钙的吸收率与奶中的钙的吸收率相似。文中列举了五种水中钙的吸收率与奶的吸收率的试验，见下表3-6。

表3-6　依照标签的标示值高钙水的钙的吸收率

研究	钙含量（mg）	吸收率
1	100	奶 43.3% 和 Sangemini（Italy）水 47.5%，$P<0.05$
2	250	高硫酸盐水 23.8% 和奶 25%，NS
3	180	矿泉水 37% 和奶制品 38%~42%，NS
4	200	34.1%~37.0%$CaCl_2$（高硫酸盐 vs 高碳酸盐）具有相似的吸收率
5	127	水 23% 和奶 23%

注：NS 为差异不显著。

水中钙对于儿童骨骼发育以及中老年人骨钙的维持具有重要作用。欧洲学者分别对骨质疏松患者、绝经期妇女以及男女青年志愿者进行了4天~6月不等的饮水干预观察。在其中一项典型研究中，他们将152名钙摄入量不足（每天摄入低于700mg）的绝经期妇女随机分为两组，分别饮用含钙596mg/L和含钙10mg/L的矿泉水6个月，每天1L。发现高钙水组人群其血清骨转换的显著下降，显示老年性骨质丢失得到显著抑制。他们总结了多次干预研究的数据，提出"水中含有丰富的碳酸氢盐和钙，但较少的硫酸根时，最有利于骨骼健康"。

美国对于钙的每日摄入推荐量30~50岁的女性为1000mg/d。虽然美国近年来钙的摄入量逐渐的增加，在1977~1978年仅为743mg/d，而到了1995年则增加到了813mg/d，即便如此人均每日摄入的钙量往往低于每日营养物质推荐量，因此水也是一个很好的钙的补充剂，特别是在2006年WHO举办的年会上，有些营养学家推荐人们要多饮用高钙水。

镁和钙互为代谢拮抗物，饮用水中钙镁比例过高以及饮食或水中缺镁都会加大急性心肌梗死的风险。钙镁比例每增加一个单位，患急性心肌梗死的风险会增加3.1%，而镁浓度每增加1mg/L患急性心肌梗死的风险降低4.9%。说明单纯地大量补充钙，会造成"钙中毒"的现象[15]。过多的钙在体内，又没有足够的镁来帮助钙的溶解，就造成肌肉痉挛、肌纤维疼痛、动脉硬化、甚至龋齿、肾结石等。现代饮食中若摄入的蛋白质越多，则身体需要的镁就越多，若此时又摄入过量的钙，则对镁的需求更多。

陆军军医大学的舒为群团队开展了饮水矿物质与骨骼健康关系的多次试

验研究[16]：连续3代饮用4种矿物质含量不同的水后，饮用硬水（钙52.2mg/L）的雌鼠的骨骼应变能力、骨骼钙镁含量、血清1，25–二羟基维生素D水平都显著性高于饮用3种软水（钙分别为10.6mg/L，0.04mg/L，0.02mg/L）的雌鼠。徐安伟将发育期大鼠分别饮用5种矿物质差别显著的饮水3个月[17]，发现纯净水组（钙0.17mg/L）的大鼠的血清骨钙素（成骨细胞活跃标志）、骨小梁强度都明显低于两种天然矿泉水（钙分别为155.33mg/L和175.15mg/L）组大鼠。

一般建议能降低心脑血管疾病风险的水中钙浓度为20~80mg/L，钙镁比大约是（2~3）∶1。同时水中的溶解性总固体不应超过1000mg/L，溶解性总固体的下限为100mg/L。

（三）重碳酸盐——水中含量最多的阴离子

在天然水体中普遍存在着各种形态的碳酸化合物，它们是决定水体pH的重要因素，并且对外加酸和碱有一定的缓冲能力，对水质有多方面的作用。

碳酸在天然水体中有三种存在形式。

（1）游离碳酸或游离CO_2，即呈分子状态的碳酸，包括溶解气体和未解离的H_2CO_3分子。

（2）碳酸氢根离子HCO_3^-，是一般水中的主要形态。

（3）碳酸根离子CO_3^-，又时也称为化合性碳酸，并相应地将碳酸氢根离子成为半化合性碳酸。

由于碳酸属于二元弱酸，可以进行分解电离。在不同温度下有不同的平衡常数。综合各级平衡式可得下式。

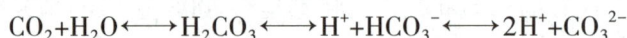

$$CO_2+H_2O \longleftrightarrow H_2CO_3 \longleftrightarrow H^+ + HCO_3^- \longleftrightarrow 2H^+ + CO_3^{2-}$$

就一种水来讲，碳酸总量是固定的，当达到平衡时，三种类型的碳酸量在总量中均占有一定的比例，其比例取决于水的pH。在低pH范围内，水中只有$CO_2+H_2CO_3$的形式存在，在高pH范围内则只有CO_3^{2-}的形式存在，而HCO_3^-则在中等pH范围内占绝对优势。

人体具有强大的酸碱调节的功能，细胞外液的pH通过复杂的调解过程维持在一个狭窄的范围内，动脉血的pH稳定在7.39~7.41。机体体液的酸碱平衡的调节神奇而敏锐，有多种缓冲体系共同起作用。细胞外液中主要的缓冲剂主要是碳酸、磷酸和蛋白质。细胞内酸碱平衡的调节更为复杂，细胞膜上各种离子的转运蛋白和离子通道，同时细胞具有巨大的缓冲酸的能力，能改变有机酸的产生、减少所引起的酸化，无论细胞内和细胞外，碳酸氢盐（HCO_3^-）缓冲系统都是最重要的缓冲体系。

当人们吸入或摄入大量的二氧化碳，小部分的可溶性的二氧化碳与水形成碳酸。机体中可溶性的二氧化碳与羟基（OH^-）作用，产生重碳酸根（HCO_3^-），其反应过程是在碳酸酐酶的催化作用下完成的。此步骤在体内大多数的细胞中有碳酸酐酶催化的情况下，几微秒的时间内达到平衡。

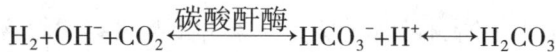

$$H_2 + OH^- + CO_2 \xrightarrow{\text{碳酸酐酶}} HCO_3^- + H^+ \longleftrightarrow H_2CO_3$$

由于现代人大量摄入酸性食物以及老龄化的问题，使得原本健康的成年人经受了慢性、进行性的、有害健康的高氯性酸中毒。现代的饮食中酸性物质产生的过多，摄入的重碳酸根（HCO_3^-）和H^+的比例严重失衡。随着年龄的增加，身体各细胞调节酸碱的能力降低，特别是肾脏和肺脏等功能的降低，酸性物质在体内排出的数量减少，而重碳酸根的摄入量明显不足。人体维持细胞内 pH 的稳定是维持细胞代谢进程和保持活力的关键。据一项调查发现，在大城市里，80%以上的人细胞外液 pH 经常处于正常值较低的一端。人体的细胞外液偏酸，细胞的作用就会变弱，机体新陈代谢就会减慢，这时候对一些的脏器功能来说就会造成一定的影响，时间长了，疾病就随之而来了。

2009 年 7 月美国肾脏医学会的期刊上刊登了 William Harvey 研究所的研究报告显示[18]，当慢性肾病最常见的并发症——代谢性酸中毒，容易造成儿童生长、骨骼与肌肉量流失、负氮平衡，加速了慢性肾病的恶化。134 名成年慢性肾病患者，每天摄入 1820mg 的碳酸氢钠，为期两年。实验结束时有 6.5%的口服重碳酸盐的患者发展为晚期肾病，而对照组则有 33%的患者发展为晚期肾病。从实验中可以看出实验组的患者身体许多营养指标得到改善，而且并未造成血压的升高，说明口服碳酸氢钠可以缓解肾功能的衰退。但是该研究没有进行双盲实验。实验结果有待更进一步的验证。

美国国家科学院（1981 年）的专家组曾经研究了美国长寿地区和其他地区，发现长寿地区水的碳酸氢根含量均较高，平均在 245mg/L，镁含量平均值为 20mg/L，而短寿地区水中镁含量平均 5mg/L，重碳酸根平均为 45mg/L。

北京公众健康饮用水研究所与北京大学医学部联合进行不同梯度的重碳酸含量的水对高尿酸血症影响的实验，从实验结果中未发现水的重碳酸含量可以缓解高尿酸血症，从结果中也可以看出，重碳酸钠过高对肾脏有一定的影响。水的羟基自由基清除率随着水中碳酸氢根、钙、镁的含量增加而增加。

五、水中微量元素与健康

水中含有多种微量元素，例如铁、铜、锌、锂等，水中微量元素的种类和含量与本地地层中的岩石和土壤中的矿物质含量具有一定的相关关系。当这些微量元素较高时，饮用水均会带有特有的嗅和味。如果含量过高，人们通常难以接受，因此饮用水中所含的各种微量元素含量与食物比较含量较低，研究表明水中的过渡微量元素难以被机体利用和吸收，其吸收率小于5%。本文重点介绍几种经过大量试验证明的微量元素。

（一）锶

锶为人体可能必需微量元素，具有一定的一定有益生物学作用及医疗、保健和预防的效能，但是它的营养作用至今没有得到多数国际学术组织的认可。国际矿泉水标准中没有该指标。

虽然锶的营养作用未得到认可，但具有一定的生理功效。从一些实验研究表明，锶、钙、镁、锂等可以降低心血管病的发病率。其作用机制可能与上述元素在肠道内与钠竞争吸收部位，从而减少钠的吸收及增加钠的排泄有关。有研究表明钙和锶存在着平衡的关系。锶与人体健康可能存在以下关系。

1.维护骨骼健康 它可能与骨骼的形成密切相关，参与骨钙化，具有促进成骨细胞形成和抑制骨细胞骨吸收的功能。能促进骨骼发育和类骨质的形成，并有调节钙代谢的作用，减少骨质疏松患者骨折的发生率。

2.预防高血压及心脏病 饮水中和尿液中锶水平与高血压性心脏病呈显著负相关关系。可能是锶与钠竞争吸收部位，从而可以减少钠的摄入，降低了体内钠的含量，锶还与心血管的功能和构造有关。

3.刺激神经和肌肉的兴奋 锶与神经和肌肉的兴奋有关，可以利用来治疗一些由于副甲状腺功能不全导致的抽搐症状。

锶过多也会引起一些不良的影响，例如在西伯利亚乌罗瓦河谷地带有一种地方病，称之为乌罗瓦病，就是由于该地区高锶低钙，出现关节疼痛，骨骼变形，肌肉萎缩。还有一些地区会引起锶型佝偻病。缺锶会引起龋齿。从许多的流行病学调查结果中显示，牙釉质中的锶含量与龋齿呈负相关关系。

一般成年人每天从饮食中可以获取1.9mg锶，吸收率一般达到17%~38%。锶的吸收和代谢为平衡状态，只有大量摄入时，才会引起锶的蓄积。每天摄入1.9mg锶，从尿中可以排出0.34mg，粪便排出1.3mg，汗液排出0.24mg，毛发中0.002mg。根据成年人锶的排出量来推测每天每人摄入的锶量应控制在2mg/d。

（二）锂

锂在生命科学中虽未被定为人类的必需微量元素，但作为有益元素，已为世人公认，追溯远在古罗马时代，欧洲各国已知用某种水（如矿泉水）治疗精神病，而且一直沿用至今，现在已经查明，这种水中锂的含量较高。研究表明，锂的吸收率较低，摄入的锂大多数通过粪便排出体内。尽管如此，锂具有一定的病理作用，同时近年来越来越多地发现锂可以预防一些精神疾患。

日本的一项研究表明，饮用富含锂元素的水可能会降低自杀的风险。日本大分县有100多万的人口，研究者对该县的饮用水中锂水平和该地的自杀率进行了研究，结果表明，锂含量水平最高的组其自杀率明显低于其他地区，这项结果已刊登在英国精神病学杂志上。高剂量的锂已用于治疗严重抑郁症，但是从大分和广岛大学团队的研究发现，即使是比较低的锂水平似乎对自杀率的降低也能产生积极影响。

根据近年来的研究表明，锂具有以下几方面的作用。

（1）可以在体内置换钠、钾，影响它们的分布和平衡，从而防治高血压等心血管疾病。

（2）对中枢神经系统有调节作用，可预防自杀。

（3）改善造血功能，使中性粒细胞增多以及吞噬作用增强。

（4）高锂的矿泉水对肾结石、消化道系统的疾病和一些妇科疾病均有辅助疗效。

（5）临床实验和动物实验证明锂具有抗糖尿病的作用。在2型糖尿病患者的糖尿病饮食状态下，锂处于一种负平衡状态，因此需要对患者进行补充锂，其中饮水中的锂是无能量的最佳来源。

锂过量的危害：人体每天从食物中摄取2g锂，正常血浆中锂含量为$17\mu g/L$，若血浆浓度高于1.05mg/ml，可引起恶心、呕吐、腹泻，明显的震颤、抽搐、肌肉松弛、癫痫、昏迷状态，此时的患者在对话时会用摇头和转动眼睛来表示意愿，所以锂的应用必须注意适宜用量。

（三）硒

硒是人体必需微量元素，在人体内无法合成，所以要满足人体对硒的需求，就需要每天补充硒。按WHO要求：人体膳食中每日最低需求量为40μg，而营养补充在50~250μg硒为宜。在WHO《饮用水水质准则》中规定，水中的硒的限量值为0.01mg/L。从全世界范围内，地下水或地表水中硒的含量范围<0.1~400μg/L，在某些地区，地下水硒的含量可达6000μg/L。

硒不仅是良好的抗氧化剂和特定氨基酸的组成成分，还是维持甲状腺、睾丸、前列腺、大脑的正常运作及肌肉发育和功能的必需元素。如果体内硒过低，可能罹患类风湿性关节炎、癌症等各种疾病。2014年6月12日，中国营养学会在上海正式发布了2013版《中国居民膳食营养素参考摄入量（DRIs）》，根据中国居民饮食结构的改变及国内外营养学界最新科研成果，作了膳食营养结构的调整；其中把硒的日营养摄入最低量从50μg/d上调到60μg/d。

硒与其他矿物元素一样具有两重性，即适量有益、超量有害。补硒虽然很有必要，但是不能盲目进补，如果盲目补硒可能会造成副作用。长期摄入过量的硒会导致中毒，最常见的症状是皮肤和头皮损伤，指甲和头发异常甚至掉落，男性精子活力降低。每日摄入量以克计时，呼吸有蒜臭味、指甲头发的结构改变甚至脱落，还会导致神经问题、急性呼吸窘迫症、心肌坏死、肝硬化、肾衰竭、甚至死亡。

世界卫生组织和欧盟规定水中硒的含量分别为40μg/L和10μg/L。美国和中国规定为10μg/L，有专家认为水中硒含量在5~50μg/L都是可以的。

（四）氟

氟是自然界中存在的化学物质，以无机化合物或络合物的形式赋存于岩石、土壤和空气之中，通过饮水和食物摄入人体。有报道称，饮水中的氟的摄入量占总摄入量的50%~70%。氟参与人体的正常代谢，适量的氟可以维持机体的钙、磷的正常代谢，促进骨骼和牙齿的生长发育。但是，过量的氟与血液中的钙结合会造成过量氟化钙沉积，使骨质硬化，密度增加，骨皮质层增厚，髓腔变小，严重时可患氟骨症。WHO已经开展了经过饮用水摄入氟化物可能产生的有害效应的许多长期流行病学调查研究。这些调查研究清楚地表明，氟化物主要对骨骼和牙产生影响。

氟对机体具有双重作用。我国研究者对不同饮水中氟含量与氟病、龋齿和氟病患病率的调查，一般情况下，饮水中氟含量为0.5~0.7mg/L是安全的。

国际矿泉水标准中规定，如果产品中含量超过1mg/L，作为标签部分、临近的位置、产品名称或者在另外的显著位置明示出"含氟"的字样。另外，当产品的氟含量超过1.5mg/L时，在标签上还要注明："七岁以下的儿童和婴儿不适宜饮用"。

美国FDA对美国瓶装水包装上规定了限量范围：添加氟化物的含量为0.8~1.7mg/L；水中自然含有的为1.4~2.4mg/L。美国多年来的实践表明，美国公共给水系统添加的氟化物的比例由1999年的62%，提高到2000年的65%，18岁以下的青年的龋齿率由原来的80%下降到了18%~40%，被美国疾病预防与控制中心列入20世纪公共卫生的重大成就。

当然饮水中的氟含量与居民的营养状况有很大的关系，特别是与水中的一些矿物质的含量有直接的关系，一些地区水的硬度低，氟的毒副作用就大，因此高钙水可以缓解水中氟的毒性。

（五）钒

钒是由西班牙矿物学家DeLRio在1813年首次发现的。钒属于人体必需微量元素。在自然界分布很广，主要以3价和4价氧化态存在于矿石中。淡水和海水都含有钒，淡水中的钒一般以5价的形式存在，含量<3μg/L，不同的地区，差异较大。我国长江水的范围为0.24~64.5μg/L，日本富士山地区地表水为14.8~48.8μg/L。

钒进入人体的途径主要有两条，一是从饮食中摄入，另一是从呼吸道和皮肤进入，一般水溶性的钒容易被吸收，吸收率可达10%。

血液中的钒大约95%存在于血浆中，四价的钒可以通过胎盘屏障进入胎儿体内。

在20世纪70年代后期钒的生物学研究发现钒酸盐离子可以作为Na^+、K^+-ATP酶和其他磷酸羟化酶的抑制剂。80年代发现钒在体内有类胰岛素作用。1995年以来大量的临床试验发现钒对Ⅰ、Ⅱ型糖尿病均有作用。

Kanase Sasaki等人（2004）用高钒水进行试验[19]，发现摄入饱和脂肪酸的饮食的健康妇女，饮用含60μg/L钒矿泉水后，虽然对血糖没有明显的影响，但是有效地提高胰岛素受体的敏感性。

日本微量元素研究所所长橘田力先生对山梨县两大水系（相模川和富士川）地区的流行性病学调查[20]。地层结构为玄武岩的水中钒含量为130~140μg/L，糖尿病的死亡率低于富士川水系（其地层结构为花岗岩），见表3-7。

表3-7　流行性病学调查

	相模川水系（玄武岩）水源		富士川水系（花岗岩）水源	
	死亡人数	死亡率/10万人	死亡人数	死亡率/10万人
糖尿病				
1992年	18人/市町村	7人/市町村	20人/市町村	12人/市町村
2000年	22人/市町村	8人/市町村	27人/市町村	20人/市町村
死亡率的增减	+1/10万人		+8/10万人	
脑血管疾病				
1992年	17人/市町村	81人/市町村	13人/市町村	155人/市町村
2000年	19人/市町村	83人/市町村	13人/市町村	158人/市町村
死亡率的增减	+2/10万人		+3/10万人	
高血压				
1992年	2人/市町村	6人/市町村	1人/市町村	14人/市町村
2000年	1人/市町村	6人/市町村	1人/市町村	8.5人/市町村
死亡率的增减	±0/10万人		-5.5/10万人	
衰老				
1992年	8人/市町村	77人/市町村	3.6人/市町村	56.6人/市町村
2000年	6人/市町村	52人/市町村	3.5人/市町村	37.8人/市町村
死亡率的增减	-25/10万人		-21.2/10万人	

从大量的试验中可以看出，钒可以刺激造血功能，改善营养性贫血的症状、促进心血管的收缩，与心血管病的死亡率呈负相关。由于可以抑制肾小管的重吸收，导致多尿和钠的排出。但是过多的钒可能会引起基因的突变、干扰细胞的微管和微管蛋白的有丝分裂、引起DNA的损伤。

据报道，锂和钒与心血管疾病死亡率呈负相关。即使在控制了钙和镁之后，这些负相关的相关性似乎依然存在，而且仍然很重要。这些金属的生物功能还不清楚。据推测，锂可能对儿茶碱和冠状动脉的行为模式有特定的影响。钒是人类营养中必不可少的微量元素，并被认为可以抑制肝脏胆固醇的合成和降低血清胆固醇。因此，增加钒的摄入量是为了降低血清胆固醇。这种机制被认为是对胆固醇合成的抑制，尤其是在年轻的受试者中。

（六）偏硅酸

硅是自然环境中的重要成分，也是地球上丰度最大的元素之一。在自然界中多以二氧化硅的形式存在，矿泉水中多以偏硅酸的形式存在。水中偏硅酸的含量取决于水的矿化度和pH。水的矿化度和pH越高，偏硅酸的含量就越低。

人们推测硅可以维持骨骼、软骨和结缔组织正常生长，同时还参与其他一些重要的生命代谢过程。硅对机体的钙化作用具有一定的影响。硅可能会促进骨组织的生长，主要是通过促进胶原的合成而影响骨骼的形成。硅对于结缔组织形成过程具有一定的生理意义，硅对皮肤黏膜有清洁、洗涤、消退等作用。硅是一个与长寿有关的微量元素，硅能保护动脉结构的完整性，对主动脉有软化作用，可降低冠心病的发病率。根据法国Rondeau博士及他的同事们一项长达15年对饮用水中的铝和硅对一些老年人疾病影响的跟踪调查发现，饮用水中铝的浓度的增加会加速老年性痴呆病情的发展，而饮用水中硅的浓度的增加则会减缓老年性痴呆病情的发展。

在2011年欧洲食品安全局发布了关于营养与健康声称法规，对于硅而言不能声称以下有关健康的声称：硅不能预防铝在脑部的沉积；不能中和胃酸；无助于正常的胶原蛋白和结缔组织形成，无助于保持正常的骨骼和正常的关节作用。专家组认为皮肤正常的外观和弹性并不意味着皮肤功能的改变。硅无助于头发和指甲的正常形成。

虽然硅是人体必需的微量元素。但没有适当的人体试验的资料，难以给出一个适宜的每日需要量。欧洲食品安全局认为人对硅的需要量是非常小的，约为2~5mg/d。由于饮食中硅的吸收率差，人体对于硅的吸收率仅为1%。美国FDA计算每日总的摄入量为：男性40mg、女性19mg。人体平衡试验表明，经口摄入硅含量每人应为21~46mg/d。

过量的硅如果不能有效地排出体外，则可能沉积在肾脏、膀胱、尿道中形成结石，过量时对动物骨骼的发育不利，但未见高硅对人体骨骼发育的影响报道。

六、不同矿物元素间的相互作用和平衡

矿物质对人体很重要，各种矿物质所占的比例尤其重要。各种矿物元素间存在着协同和拮抗的作用。古罗马时期由于使用的水管含有铅，古罗马人就从城外的山上引入含钙较高的水，作为饮用水。后来发现含钙高的水可以减轻对铜管和铅管的腐蚀。钙和镁是人体的增效剂，二者在一定浓度上可以协同促进人体的健康。但钙镁比例不恰当或者水中含量过高，反而不利于健康。有些微

量元素铁、铜、锌和钼元素互为拮抗，铁和铜为协同关系，铁的吸收需要铜的配合。矿泉水中锶过高而钙过低，会引起儿童的佝偻病，锶和钙比例恰当时，对于高尿酸血症或高脂血症具有良好的缓解作用。

饮用水中矿物质的吸收和利用受到多种因素的影响。例如硒，有机硒的吸收率高于无机硒，水中硒的吸收率较食物中的低。有些矿物质，如钙和镁其水中的吸收率就高，钙的吸收率与牛奶类似，有些中国人有乳糖不耐症，不能喝牛奶，通过饮用高钙水，同样可以补充身体钙的需要，而水中镁的吸收率高于食品。

一些元素既是协同也有拮抗作用，如 Fe-I 和 Cu-Fe 在代谢中相互依赖。共享转运体的矿物质可以相互抑制：Ca-Zn、Ca-Pb、Cd-Zn 和 Zn-Cu。锌、铁和钼的升高会降低铜的生物利用率。硅控制着钙和镁的代谢，并对铝有拮抗作用。水中的钙可能抑制铅和镉的吸收和扩散。钙和镁可以用来降低水中铁过量的副作用。饮用水中钙镁的比例也很重要，钙过高会引起急性心肌梗死的风险增加。水中镁过低时，由三氯甲烷造成的直肠癌的风险增加。

总而言之，我们不能片面地强调某种矿物质的含量和种类，还要考虑各种矿物质之间的比例，才能选择对自己健康有益的饮用水。

第三节　水与非传染性疾病

一、水与心脑血管病

心脑血管病包括脑卒中和心脏病，是大部分国家引起死亡和致残的头号杀手。心血管病产生的主要原因有三个方面，其一是血管壁平滑肌细胞非正常代谢造成的，其二是神经系统不正常导致供血紊乱，其三是由于脂类等物质与体内游离的矿物质结合，形成血栓，而产生的心脑血管病。

引起心脑血管疾病的因素很多，例如遗传、大肠菌群失调、机体水和电解质失调，特别是某些矿物质缺乏或失衡、不良的生活习惯、环境污染等外界因素等。

（一）水中污染物的影响

近年来，水污染的新闻不断涌现在人们的眼前，由于水污染引发的疾病越来越多，很多人也在疑惑，为什么现在生活水平明显提高了，疾病却越来越多了。比如水中的砷，我国生活饮用水卫生标准中限量值为0.01mg/L，有研究表明水中砷含量达到0.004mg/L时，就会引起血管内壁增生，使心脑血管病的风险增加。

另外有些污染物进入人体后，会影响肠道微生物菌群的数量和种群，由于菌群的失调影响而增加了心脑血管病的风险，例如随着水中含氮污染物的含量增加，肠道有益菌的数量和种类减少，而有害菌的数量和种类增加。

污染水中的某些污染物会沉淀在血管壁上，加速心脑血管硬化，直接导致高血压、心脏病、脑血栓等疾病的发生。自来水在不合格的管网输送过程中二次污染非常严重，如泥沙、铁锈、细菌、病毒、重金属等有害物质。饮用这样的水，会严重增加人体肝脏、肾脏的解毒、排毒负担，使肝脏、肾脏积累大量杂质，危害健康。

水是人体每日摄入量最大的营养素。水中所含的物质复杂，种类繁多，有许多物质会发生互相作用，特别是有毒有害的物质，即使某种污染物含量低，几种极微量污染物会发生互相作用，使得对人体的毒副作用增加，因此对于水的安全性要求高于食品。

（二）水中有益矿物质的影响

从Kobayashi（1957）和Schroeder（1962）发表了一系列的关于饮水中的化学成分对心血管病的影响的论文以来，全世界共进行了60多项关于水硬度与心血管病的流行性病学的研究。Kobayashi发现当饮用软水时，当时称为"水性因素"使得心血管病增加。开始人们把注意力放在了铜、锌、铅等微量元素，后来发现水中的钙和镁可能是最大的影响因素，随着水中钙含量的增加，血清胆固醇的含量降低，低钙水使得铬的吸收和机体保留铬的能力增加，即铬的毒性增加。随后全球范围大规模的研究显示，适当硬度的水与心血管病的患病率呈负相关或具有保护性相关关系。

随着研究的深入，人们把关注的焦点放在水中的镁上，发现镁的摄入量不足或者机体低镁血症较低钙血症更为多见，在ICU病房中65%病患都可以观测到，经过补镁后神经肌肉活动亢进、精神紊乱、钙/钾异常、心律失常等问题都可以得到缓解。在医学界已经反复证明了，镁可以减少心血管病引起的猝死。低镁饮食的心脏猝死是高镁饮食的1.5倍。人们发现随着每日摄入镁量增加，高血压症状得到缓解等。迄今为止，最有说服力的发现，心脏猝死和镁的摄入量不足有关，猝死是心血管病死亡的主要原因，人们确信许多心血管疾病死亡病例与心律失常和冠状动脉痉挛有关。因此高镁水对身体的好处是十分重要的。

有一些证据可以解释钙和（或）镁可能在预防心血管疾病方面发挥作用的可能机制。在实验中，饮食中钙的适度增加会导致血液循环和器官胆固醇水平较低；据推测，这可能是水硬度和心血管疾病之间联系的一个可能因素。从理论上说，镁可以防止动脉中的脂质沉积，也可能有一些抗凝属性，可以通过抑制血凝块形成来预防心血管疾病。此外，有证据表明，与软水区相比，硬水区居民中某些组织中钙和镁的浓度可能更高。

不是所有的报告都支持硬度与心脑血管病的正相关性，水中的总硬度高，也就意味着水中其他的矿物元素的含量也较高，如果水中矿物质含量过高对身体健康也有不良的影响。Emsley等人（2000）的研究结果显示钙含量大于86mg/L时，会导致认知功能降低。俄罗斯科学家在1970~1990年开展的一项研究表明，当长期饮用水中溶解性总固体含量>1000mg/L会增加多种疾病的风险，例如排泄系统疾病、肠胃道疾病、影响女性生育功能、儿童疾病、关节炎、结石病。在动物实验中发现饮用>2000mg/L的水会加速老化过程，并具有胚胎毒性。总之，水中矿物质过多或者过少均不利于身体的健康。

水中还有一些物质对心脑血管病有益，例如重碳酸根、锶等。水中的矿物质、微量元素及心血管之间的影响关系相当复杂，现已证明，高血清钙与心血管不利的影响呈正相关，而钙缺乏又增加患高血压的风险；血清铜含量增加可引起心血管病的风险，可能与镁等一些元素的吸收有关。血清铜和血清低锌能够增加心血管疾病死亡的风险。虽然血清中微量元素与食物等摄入量有关，水中也可以吸收一部分。尽管血清中的微量元素的水平与细胞内的水平不同，但是血清中微量元素含量的变化可能比细胞内水平更快。

（三）饮水量的影响

世界卫生组织（WHO）统计表明：发展中国家80%的疾病与水有关。缺水是造成血液过稠、过黏的原因之一，进而导致内脏器官不能正常工作，胃肠消化、血液输送营养素、体液浓度调节等失常，久之，还会引发腰酸背痛、怕冷症和各种生活方式病。在欧洲营养学杂志刊登阿肯色大学运动科学项目的副教授兼协调员斯塔夫罗斯卡沃拉斯的一项研究发现，轻微的脱水（2%）可能会促进年轻健康男性的心脏疾病和动脉硬化。这项研究首次发现轻度脱水与健康人心血管内皮功能受损之间的联系。

据医学统计，心绞痛、心肌梗死多在睡眠时或早晨发作，除了夜晚迷走神经紧张性增加使冠状动脉痉挛等因素外，老年人由于生理衰老等各种因素，大都有不同程度的动脉粥样硬化等心血管疾病，血液黏稠度也较高。人在夜间因呼吸和出汗会耗散部分水分，加之老人常有起夜（小便多）习惯，水分随之消耗也较多。夜间缺水会使血液黏稠度升高，血流量减少，血小板易凝聚，使原来就粥样硬化的血管更易产生栓塞，当栓子脱落在脑动脉、冠状动脉及其分支内时，导致心肌出现急性供血不足或局部心肌发生坏死。所以，老年人尤其患冠心病的老年人，重视饮水是预防心绞痛、心梗发生的重要保健方法之一。

二、水与肥胖

俗话说：胖人喝口凉水都长肉，这个说法是否正确呢？一些营养物质，例如碳水化合物、蛋白质、脂肪等，完全氧化后生成二氧化碳和水，没有完全氧化代谢的物质以脂肪的形式储存在体内。

碳水化合物、蛋白质和脂肪的能量系数分别为：每克碳水化合物和脂肪在体内完全氧化，其能量系数分别为4.0kcal/g和9.0kcal/g；蛋白质在体内不能完全氧化，其代谢产物（尿素、尿酸和肌酐等）中依然含有1.3kcal/g，因此蛋白质的能量系数也为4.0kcal/g。

为了科学地表示饮水量与营养物质的关系，通常以能量为基础，对饮水量进行估测。一个成年人一天摄入的能量一般在2000cal以上，饮水量至少应该为2~2.5L。饮水不足，能量就以脂肪的形式存在体内。脂肪、蛋白和碳水化合物是人体的三大能量来源。简单来说，每摄入1g脂肪，就需要9~10g水才能将它充分燃烧，每摄入1g蛋白质则需要5~7g水，每摄入1g碳水化合物需要4~6g的水。所以常年喝水不足，使人体经常处于脱水状态是造成肥胖的重要原因之一。

1.肥胖与水 通常人们认为导致肥胖症发生的主要原因是遗传因素、个人行为因素和环境因素三方面共同作用的结果，事实上，大脑对饥饿和干渴的感受错位，即人在长期处于肥胖状态下时，大脑会得到一个信号，认为肥胖状态才是正常，另外有些人采用节食的方法来减肥，这时大脑就会得到一个食物紧缺，提高了从食物中提取热量的效率，以及减少能量的消耗，有时可以比正常状态减少20%~50%的能量消耗。从而导致体内能量代谢失衡是肥胖症发生的根本原因。

当我们人体每日摄入的肉、蛋、奶、蔬菜和水果等物质，在体内经过消化后，分解为能量、氨基酸和糖类。营养素在分解的过程中需要水的参与同时都伴随着能量的产生。能量是提供我们活动的基本物质。我们身体的血液中含有90%左右的水分，充足饮水可以使得血管的血容量充盈，血液流动顺畅，给身体的各部分提供的氧气和各种营养素充足。我们身体通过充满活力，消耗的能量就多，能量被身体充分利用后，就不会以脂肪的形式沉积在体内。

大脑消耗的能量占人体总消耗量的20%左右，大脑的能量来源主要是葡萄糖。水分充足时，大脑对糖分的利用效率高，糖分的分配也处于合理状态。身体缺乏水分后，大脑也无糖分可用，大脑发出饥饿的信号促使人体大量摄入营养，能量也在身体相应的部位蓄积，最终出现肥胖症。

2. 肥胖与咖啡因　有的人认为咖啡里面含有水分，可以有补水的作用，事实上，咖啡及很多饮料里面含有咖啡因，例如可口可乐、红牛等饮料。咖啡因在生理学上是一种利尿剂，大量摄入咖啡因的后果是，身体混淆了缺水感和饥饿感，于是本该喝水却大量进食，结果体重就增加了。

3. 减肥与补水　德国《临床内分泌学和代谢》杂志发现，男性每日喝两杯以上的水可以消耗更多的脂肪，建议每天喝8~10杯水，每杯水为240ml左右。饮水量的增加可以消耗更多的脂肪。每日的摄入的水量不足，长此以往人体长期处于微脱水状态，身体的新陈代谢的速度减慢，中年以后就容易出现一些代谢性的疾病，例如肥胖、高血压、高血脂、糖尿病、痛风以及肾结石等疾病的发生。

上面谈到肥胖症是因缺水所致，水是减肥时必不可少的。身体脂肪大量蓄积后，要想让脂肪减轻，就得靠燃烧脂肪的脂肪酶来分解过剩的脂肪。脂肪酶靠水的运输才能到达身体各处。因此补充水分越多，脂肪被分解的可能性越大，反之就会越小。肌肉的活跃也与脂肪酶作用的发挥密不可分，换言之，肌肉的活动量越大、活动时间越长，脂肪酶的活性越强，对脂肪的分解就越多。由此，多喝水再配合大量的肌肉运动是减肥的上策。

我们都知道人的肾脏的基本功能包括排除身体的毒素和维持身体水平衡。当人体脱水时，身体的大量的毒素不能从尿液中排除，则进入肝脏来进一步分解和贮存。以能量为例，我们摄入的营养素在身体内转化为能量后，不能充分利用，则在肝脏内转化脂肪的形式沉积在肝脏内，如果每日摄入的水分不足，肝脏内贮存的脂肪越来越多，形成了脂肪肝，肝功能受到影响，代谢能力降低后，引发了各种慢性病。因此每日喝足量的水，提高肝脏的分解代谢功能，可以减少脂肪肝的发生。我们都知道肥胖是大多数慢性病的根源，只有充足饮水、适当的运动和良好的营养是维持我们人体健康的重要基石。

三、水与便秘

便秘是人们生活中常见的一种症状，现代人中有80%的人都有便秘困扰。便秘是指排便不畅、费力、困难、粪便干结且便次太少。在正常的情况下，人每天排便的次数大多为一到两次。而患有便秘的人每周才三次，严重者长达二到四周才排便一到两次。还有一些人每日排便次数很多，但排便困难，排便时间每次可长达30分钟以上，粪便硬如羊粪，且数量极少。而从医学角度来看，便秘不是一种具体的疾病，而是环境的影响。水能将未被身体吸收的残留物从体内排出，如果身体里没有足够的水或是补水不及时，这本应该排出体外的废物就会在体内长时间的潴留，就会变成一些有害物质。而排便时会向身体借水，这时体内的水分已经不足，就会促使大便更加干燥，导致排便困难。我们一再强调水是身体的润滑剂，具有排毒、润肠、软化干燥大便的功效。而大肠作为粪便排泄的通道，必须在身体水分充足的情况下完成。

四、水与疼痛

对于人体某些疼痛性疾病，多饮水可起到缓解和保养作用。例如，补充体内水分，可减少背部疼痛。

多喝水是治疗痛风病的重要保养方法。因为这种病主要是由于血中的尿酸浓度增高，尿酸结晶增加并堆积在组织中（如手、脚、指的关节等）引起的炎症所致。若每天增加饮水量（2500ml以上），就可促进人体新陈代谢功能，清除肾脏中积存的物质，改善血液及肾脏生物膜渗透性，降低血液中尿酸的含量，恢复肾脏自身排泄尿酸的能力，加快尿酸排除，清除关节中的痛风石沉积，以清除炎症，使关节出现的红肿和热疼得到控制和解除。

头疼不是病，许多人都有头疼的问题，特别是女性偏头疼的数量大于男性。有些患者深受头疼的折磨，有些人每个月甚至有15天都会头疼。头痛产生有多种原因。在《神经病学与精神病学》杂志上的一篇文章认为原发性头疼和紧张性头疼，往往是由于应激性肌肉紧张引起的，当脱水时，颈椎关节功能障碍，如果此时给予充足的饮水，血液携氧的能力增加，肌肉的紧张度降低，头疼可以得到缓解。然而我们很多人头疼时，经常吃止疼药或者寻诊就医，没有意识到是大脑对身体脱水的一种警告。

此外，身体出现脱水，往往会引起精神紧张，而精神紧张又会加剧脱水状况。热应激时的偏头疼常是脱水的标志。有专家认为，脱水是引起头疼和偏头疼的主要因素，补充人体充足的水量，往往可使这种病痛大大减轻。

五、水与糖尿病

糖尿病是一种由于胰岛素分泌不足或外周组织对胰岛素不敏感引起的代谢性疾病，以持续的高血糖状态为特征，并可能引起各种组织、脏器（如眼、肾、心脏、血管、神经等）的长期损害、功能不全或衰竭。根据发病机制不同，糖尿病可以被分为1型糖尿病、2型糖尿病和其他类型糖尿病。其中2型糖尿病占90%以上。

据统计，2015年全球20~79岁的人中有约4.15亿人患糖尿病（患病率8.8%），另外有3.18亿人糖耐量受损（前期患病率6.7%）。中国是全球糖尿病患者第一大国，2015年病患人数高达1.096亿人，130万人死于糖尿病及其并发症。同时据国际糖尿病联盟预测，如果不加干预，2040年全球糖尿病患者将达6.42亿，糖尿病前期人群4.81亿，我国患者数量将上升至1.54亿。

糖尿病的发生、发展除了人体自身的新陈代谢出现障碍外，环境污染也起着重要的作用。例如在环境中污染物中有一大类是属于持久性有机污染物（POPs）。在POPs中有一部分是潜在的内分泌干扰物质，摄入过多时以糖尿病为代表的代谢紊乱性疾病的发病率急剧增加。有很多的研究发现POPs是儿童的1型糖尿病的诱发因子之一，多个横向研究表明POPs与2型糖尿病具有相关性。它可引发糖尿病、肥胖、胰岛素抵抗、高脂血症、代谢综合征等疾病。

口干多饮是糖尿病的症状之一。患者的饮水量大量增多，排尿的次数和份量也随之增多，是发现糖尿病最便捷的途径。尤其是睡梦中因极度口渴而醒来喝水的症状，可能说明病情已经恶化，正常人每日的排尿量是1~1.5L，但糖尿病患者因小便频数多，每日的排尿量往往达到2~4L，有的患者甚至高达10L，尿液中葡萄糖增多，发出甜酸气味和很多泡沫并吸引昆虫飞来，就要马上去医院治疗，因为口干是糖尿病最先出现的早期症状。

不少糖尿病患者为了控制多饮多尿症状，即使口渴也不愿喝水或尽量少喝水。这样虽然表面上看多饮多尿症状减轻了，但却在客观上导致了血糖值升高，在事实上加重了糖尿病病情。根据有关资料分析统计，因饮水不当而诱发病情加重的，占糖尿病患者的10%~20%。其实，糖尿病患者和普通人一样，每天平均需要2500ml的水。除了饮食中含有的部分水外，还有1600~2000ml的水要靠外部饮水供应。

人体的肾脏对葡萄糖浓度有一个阀门的功效，当血中葡萄糖浓度低于10.0mmol/L时，这个阀门是关闭的。当血中葡萄糖浓度超过10.0mmol/L时，这个阀门则会开启，使葡萄糖进入尿中，产生尿糖。而尿中葡萄糖浓度太高时，会造成一种渗透性利尿作用，使身体内的水分跟随尿糖一起被排到体外。

因身体内水分过度丢失，血浆渗透压升高，刺激口渴中枢，使患者产生口渴的感觉，就需要通太多喝水来补充丢失的水分，来缓解口渴的症状。从这里可以看出，多喝水事实上是对身体内失水的一种补充，并且多喝水还有改善血液运输功能，增进循环，加快代谢和消除酮体等作用功效，是对人体失水的一种保护性反应，因此，不仅不应限制糖尿病患者喝水，还要鼓励多喝水。

六、水与抑郁症

近年来，心理障碍的患病率呈上升趋势，心理障碍包括了抑郁症和焦虑症。一些调查显示，我国患有心理疾患的人在20年间提高了10倍。根据WHO发布的数据显示，儿童的心理障碍发病率接近了20%，我国15岁以上的人群中各类精神疾病的患者人数已经超过了1亿，其中重性精神障碍的患者有1600万。到2017年底，我国16岁以下的儿童青少年约为2.47亿，因此具有心理障碍疾病的儿童青少年接近了5000万。现在有很多学者从事心理障碍的影响因素的研究，从营养的角度，有以下几个方面的研究热点。其一是肠道微生物菌群失调，其中包括一些有益菌的种类和数量缺乏或不足；其二是含糖饮料的摄入量过高；其三是机体矿物元素缺乏——锂、镁缺乏；其四是每日饮水量不足。前两个原因不属于饮水方面的。因此不在此论述。

我国含有锂并且达到矿泉水标准的矿泉水并不多见，中国迄今仅发现数处，例如广东河源热水村温泉水，水温98℃，水中锂的含量0.5mg/L，西藏珠峰保护区0.3mg/L，那曲地区0.482mg/L。世界上饮用矿泉水中锂含量最高的是法国维希矿泉水，达4.9mg/L。有人提出人对锂的饮食需要量约为0.060~0.1mg/d，典型的日摄入量为0.2~0.6mg。因此通过饮用一些达标的含锂矿泉水不失为一个良好的补锂来源。

有研究表明镁与锂具有相类似的作用。西挪威霍达兰郡曾经进行过5708人的实验，年龄47~49和70~74岁，进行补镁后对抑郁症效果显著，但是经过饮食能量调整，排除了社会经济和生活变量后，镁与抑郁症的相关性有所降低，但在统计学上依然显著。陆地上的水大部分含镁比较低，距离海岸线越近，则水中镁的含量增加。经过几十年的研究发现，海洋深层水浓缩液是目前最好的补镁的产品。

最近伊朗科学家[21]（2018年）对3327名成年伊朗人进行横断面的研究，发现随着饮水量的增加，各组人群焦虑症和抑郁症评分降低，见表3-8。但是经过多因素矫正后，例如年龄、性别、教育水平、是否吸烟，一些抗精神病药物的使用等，统计学意义不显著。尽管如此，饮水量与抑郁症有显著的相关关系。

表3-8　各组人群的焦虑和抑郁评分

	<2cup/day	2-5cup/day	≥5cup/day	P 值
焦虑评分	4.0±0.1	3.5±0.1	3.0±0.1	<0.0001
抑郁评分	6.8±0.1	6.1±0.09	5.3±0.1	<0.0001

七、水与癌症

2017年我国癌症中心发布了中国最新的癌症数据，癌症统计通常滞后3年。我国每天约1万人诊断癌症，每分钟约7人确诊癌症，与2012年相比，癌症新发人数继续上升，从358万增加到368万，增幅3%。为我国三大疾病死亡率之一。癌症与水相关因素如下。

1.水污染　大量的研究报告显示，水中的污染物，如自来水中的消毒副产物中有20多种具有致癌性、重金属、化学污染物、农药、微囊藻毒素等有机物。有许多污染物在水体中含量较少，则危害较大；还有些污染物虽然含量少，但是几种污染物加成或集成会增加其毒性。有些POPs具备高毒、持久、生物蓄积性、远距离迁移等特点，当传位到生物链的顶端的人类时其毒性可以放大到7万倍。

美国加利福尼亚的柏克莱大学的一份研究报告就指出，因水中砷导致的癌症死亡率为21‰。美国癌症协会发现饮用含有消毒副产物水的人罹患膀胱癌的概率是其他人的两倍。还有其他医学报告提出，长期饮用或使用含有消毒副产物的水罹患膀胱癌的概率高达9%。

俞顺章教授自1991年开始对9万人进行10年的调查，微囊藻毒素能够激活人体内的癌基因，同时抑制抗癌基因并使其失活，癌症发生可能性提高近10倍。黄韩冬等人发现结直肠癌的发生、发展可能与体内的壬基酚的含量升高有关。钮凌颖等人认为壬基酚在人体中可能通过雌激素的效应、毒性作用等对人类和动物的健康产生危害，增加乳腺癌、卵巢癌等的发病率。

2.水的结构 1974年美国医学家达马迪恩发表一项声明，正常细胞周围的水构造，水分子整齐的排列着，但癌细胞周围的水构造、水分子却紊乱而不稳定。韩国科学院全武植教授也认为，正常遗传因子周围的水，非常整齐的包围着遗传基因，而异常的遗传基因周围的水其构造相当紊乱。因此在保护遗传基因方面水具有重要的作用。日本林秀光博士坦言，并非因为癌症而导致水紊乱，而是由于水分子的紊乱才形成癌症。基于这些观点，他们认为改善水质能预防癌症。

3.饮水量 饮水量是否与癌症有关呢？Eduardo Bruera等人对晚期大肠癌的患者做了一个饮水量的实验，从实验结果来看，每日饮用1L虽然不能缓解大肠癌的发展，但是对于晚期患者来讲，对于患者睡眠、阴郁的情绪、呼吸困难等有极显著改善，喝水4~7天时50%的患者普遍感觉晚上的睡眠得到改善。

有实验表明对于膀胱癌来讲，喝白水比其他饮料有助于增加排尿量，可以更好地稀释膀胱中潜在的致癌物。

总之，含有致癌成分的不良水质会使得细胞周围的水结构紊乱，正常细胞饮水的失调而失去抵抗能力，癌细胞就会大量繁殖，饮用优质的没有污染的水，给予身体充分的水分，可以使细胞发挥良好的功能。

八、水与泌尿系统

肾是人体一个重要的排泄器官，充足饮水可以使得肾脏的废物有效地排出。如果每日的饮水量不足罹患肾病的风险增加，肾病中包括肾结石，容易罹患结石病的人每日的饮水量应该在2000ml，并且尽量减少咖啡、浓茶、可乐、啤酒、含糖饮料的摄入。每日的排尿量应该在1500ml以上才能减少肾结石病的风险。

晚上睡眠时间较长，长时间没有水分代谢会使得尿液浓度增高，引发尿路结石的形成，因此医生建议最好在睡前半个小时喝300ml的水以稀释尿液，半夜起来上厕所也没有关系，睡下时再喝一杯水，保证尿路的通畅。所饮用的水不宜过软或者过硬，过软或过硬都有尿路结石的风险，通常水中的溶解性总固体应该在100~500mg/L。

美国的全国营养健康大调查的结果显示，慢性肾炎和心脑血管病具有相关性。由下丘脑的视上核和室旁核细胞产生，贮存于神经垂体的精氨酸加压素（AVP）又称血管加压素、抗利尿激素，在中枢神经系统可调节颅内压和脑组织代谢，具有抗利尿、缩血管、加强记忆、参与体温及免疫调节等生理功能。当哺乳动物干渴时，对身体水分起着保护作用，在水的调节代谢过程中起着重要的作用。当AVP在血浆中含量增加时，对肾脏的血流动力性、血压和心脏功能具有负面的作用，会增加蛋白尿等。增加水的摄入量可以降低蛋白尿和减缓慢性肾病的发病进程。因此慢性脱水，会增加血浆内的AVP，容易罹患慢性肾炎和心血管病。

第四节　水与药

一、大自然赋予水的健康与辅助疗效功能

水的保健及辅助疗效功能是大自然赐给的。当然不是所有的水都具有保健和辅助疗效作用，只有没有污染、含有适宜矿物元素并充满生命活力的水才具有保健与辅助疗效。

我国利用矿泉治病的历史源远流长，已有3000年历史。古代郦道元所著的《水经注》中说："鲁山皇女汤，饮之愈百病。"《醴泉铭》有"醴泉出京师，饮之痼疾皆愈。"的记载。在《拾遗记》中有这样的记载："蓬莱山沸泉，饮者千岁。"这表明，中国人在很早以前就已经懂得饮用矿泉水来强身健体，治疗多种疾病。人类开发利用矿泉水的历史也已久远。传说在600多年前，罗马帝王查尔斯四世在捷克斯洛伐克西部小城卡罗维发利打猎时，看见一只受伤的小鹿掉进一潭泉水里，小鹿挣扎起来之后不久，伤口便愈合了。从此，这里的矿泉水便出了名，慕名前来饮水、沐浴的人络绎不绝。俄国彼得大帝也曾在这里留下足迹；英国国王爱德华七世来这里治过便秘；称霸一方的奥匈帝国皇帝弗兰茨·约瑟夫索性在这里兴建了一座专供自己享用的浴室。

二、水似药，不是药

水是保健品的提法就是建立在西方"预防医学"和"健康医学"及中国传统医学中"治未病"的科学基础上的。"治未病"一语，出自《黄帝内经》里的"圣人不治已病，治未病"。意思是：高明的医生不能等到人得病之后再治疗，而是重在预防，把疾病消灭在萌芽状态。《黄帝内经》与另一部祖国传统医学经典《千金备急要方》里还有"上工治未病"之说。其中的"上工"是指高明的医生。因此，我们预防疾病，首先应建立健康新观念，即在掌握健康知识的基础上，主动养生保健，提高抵御疾病的能力，从而保持和提高身体健康。

我们先人也留给我们很多科学的水理念："药补不如食补，食补不如水补""水是百药之王"。在治病用药过程中，药物也会给人体带来很多副作用，而在正常饮水条件下水不会产生副作用；药对人体是局部作用，"脚病治脚，头痛治头"，而水给人体带来的是整体作用；药往往是短效作用，而水是长效作用，水不能代替药，有病尚需吃药，好水能够更好地发挥药效作用。药与水相辅相成，但药以水为先。

明代伟大的医药学家李时珍所著的《本草纲目》，是中国古医药学的不朽巨著。书中不仅记载了各种药物的功效，也介绍了各种水的治疗功效。李时珍把水列为各卷之首部自然有他的道理，在书中李时珍对"露水""节气水""井泉水""甘泉"等的释明、气味和主治等都有记述。比如"节气水"，按照李时珍的解释，"此乃天地之气候相感"，就是二十四个节气的自然水，如立春水、清明水等。他认为，"井泉水"因来源不同，可以分成几类，其中远从地下泉而来的，水质最好。

李时珍说："水为万化之源，土为万物之母。"他认为，人的饮食均源于水土，而饮食又是人生的命脉。所以对水的性味，即水的流止寒温、浓淡甘苦等，应当潜心了解。

对于"水是百药之王"一语应当有正确全面的理解，不应当只从字面看，而应当从内涵去理解。

不是所有水都有提高药效作用。李时珍在《本草纲目》一书中论述了40余种水的疗效作用，现今已经很少被注意。随着污染的加重，许多泉水已经是退化的水、病态的水、丧失了功能的水。有些泉水已经不能充分发挥药效作用。只有没有污染、没有退化、具有生命活力的水，才具有药效作用。

现在好水源已经越来越少。经过北京公众健康饮用水研究所数年的研究和调查，笔者发现我国还有一些好水均远离大城市、远离人口密集的地方。对这些水我们更应该珍惜、爱护，要合理、科学地开发，让这些好水给人们带来福音，带来健康。

另外我们强调"自然"的同时，也不能排斥"高科技"。可以通过高科技手段把退化的水、病态的水、功能丧失的水恢复原来具有的功能。

三、水——未来保健行业的主力军

当今全球两个词出现的频率最高，一个是"环保"，一个是"健康"。随着经济发展和人民生活水平的提高，带来的各种慢性病的发生和年轻化，所以目前不分年龄大小，不管男女，不论民族人人关心健康、谈论健康，从而带来全球健康产业的发展。

从美国商务部相关经济调研数据来看，美国健康产业是仅次于制造业、服务业、金融保险业、房地产的第五大产业，也是近十年来增速最快的产业，占GDP的比重为8.8%。美国大健康产业与中国大健康产业有所不同，和美国相比，中国的大健康产业仍处于初创期，在产业细分以及结构合理化方面需要更大的提升和完善。中国大健康行业在全球的占有的市场份额越来越大并且重要性越来越强。我国保健品市场从初期的粗放式增长转变为快速式增长，2005~2015年的10年间平均年增速为13%，位居世界第一。

现在中国人群70%~75%左右处在亚健康阶段。都市人群中很多都有亚健康综合征。而且"三高"的发病年龄呈现低龄化趋势，失眠、便秘对于现代人来说，没有才是不正常的现象。所以，健康管理符合全人类需求，而保健养生，符合中国国情，符合国家需求。同时，因为市场在逐步的扩大，对于专业健康管理行业来说，是一个有着很大发展潜力的事业。

往往我们身边越常见的越容易忽视，其实在我们身边最简单、最健康、最经济方便的保健品就是水。但不是所有的水都能起到保健的作用，只有好水即健康的水才能起到养生保健的作用。所以未来的健康产业的主力军就是水。

强调以下三点。

（1）水不仅仅具有解渴作用，水还有促进健康、提高生命质量、缓解疾病和疗效作用。而目前有很多人并不重视此观点，可以说现在国内"水盲"

比文盲多。

（2）今后应当把水作为保健品产业中重要内容和主要支柱产品。目前世界500强企业中，有一些专门从事保健产业的企业已开始把具有保健作用的功能水列入保健产品中。

（3）健康水是最廉价、最方便、最有效的保健品。但这里还要反复强调的一点是，并不是所有的水均能起到保健和提高生命质量的作用。

第五节　水与养生

一、养生与健康的关系

现在，人们对于"水与健康"的话题谈论较多，而养生与健康是两个不同的概念。"健康"一词主要来自西方文化，而"养生"则是中国传统文化的一个重要组成部分。养生包括健康，是一个更广、更深、境界更高的范畴。"养生"一词，最早源于《周易》，顾名思义就是调养生息。古人云："善养生者，上养神智、中养形态、下养筋骨"，养生是以调节人的精、气、神为原则，运用最科学的养生理论和方法，实现人类健康、长寿的目的。而水是其中必不可少的物质。中国以前就有"药补不如食补，食补不如水补"的说法。可见，水对于人体的生命健康如此之重要。

二、养身、养心、养神

所谓养身，即对身体的合理调养。水在体内要进行营养运输、食物消化、关节润滑、体温调节以及废物排泄等工作，要维持正常的新陈代谢，健康的肌体就必须保持水分的平衡，正确饮水是其主要途径。当水分充足时，血液保持正常的黏度，关节的软骨组织、血液毛细管、消化系统、三磷酸腺苷能量系统和脊柱，都能有效地工作。当水的消耗受到限制（即脱水）时，身体就会牺牲自己一些部位的正常状态，以保护另一些组织和器官的正常工作。这样就会导致疼痛、组织损伤等许多健康问题。因此，摄入足够的水分能使这些问题迎刃而解。

何为养心，当然不是保护好心脏，而是调控好自己的心态，无论是思想、意识、情感等都保持平和。老子说："上善若水，水善利万物而不争"。水是世界上最强大的物质，人是世界上最强大的动物，水性与人性是相通的，人要养心就得学习水的品德。人要学习水的平静，不良的情绪是疾病的催化剂，要消除不良情绪最重要的办法就是静心，心静才能气顺，气顺才能健身。

调养身心非常重要，而要养生还有一个关键因素——养神。水能养神，特别是茶水。水为茶之母，明代张大复在《梅花草堂笔谈》中写道："茶性必发于水"。茶中含有蛋白质、脂肪、维生素、茶多酚等近300种成分，与水融合，发挥各自的特性，茶的色、香、味集体出现，变成茶水。饮用茶水可以调节生理功能，防止人体内固醇升高，防治心肌梗死等，此外，茶水还能使人精神振奋，增强思维能力，消除疲劳，促进新陈代谢。因此，茶水既能养身、养心，更能养神。

正确地选择自己所需要的水，不仅仅是给你带来身体的健康，还让你在"水"中体会"养生之道"。

三、水疗法

水疗法，又称作SPA。大多数学者认为SPA一词来源于拉丁语"Salus Per Aquam"的字首的组合，意思是用水来达到健康的意思。在有富含矿物质的泉水地区用水洗浴、对一些疾病进行处理。水是水疗法的关键因素，除此之外还用自然健康疗法、运动、健身、饮食等。

水疗法可以追溯到史前时代。早在公元前4000年梵文中就提及沐浴和各种治疗方法，在古老的藏文著作中也有关于水疗的叙述。在公元前1500年印度人用"神水"疗伤镇痛。在古巴比伦、古埃及，克里特岛人和波斯人都广泛使用沐浴和水疗法。在古罗马，人们更是利用不同的水温，将公共浴室分为很热、微热和冷池。公元2世纪罗马医生盖伦，建议在饮用前将水煮沸后再冷却。他是沐浴疗法的倡导者。直到现在水疗依然世界各地都流行，在欧洲和日本尤其普遍。

英国医生约翰·弗洛耶受到当地居民温泉疗法的起始开始调查冷泉洗浴的历史，并在1702年出版《古代和现代的冷泉洗浴》一书。在当时再版多次，同时有许多事实证明了冷泉内服与外用的治疗效果。其他的著作还包括利物浦的詹姆·科利尔博士所著的《水对治疗发烧辅助疗效的医学报告》，这本书在1797年出版后，很快被翻译成德文。

　　此后水疗法盛极一时，首次到达一个科学的高度。美国水疗法通过西蒙·巴鲁克医生的努力得到广泛的普及，他在1899年和1920年分别出版了《水疗法原理》和《时间和水疗法摘要》两本书。同样重要的还有约翰·哈维·凯洛格的工作。他在1876年开办了战斗湾疗养院，成为食物疗法和不用药治疗的先驱者。1900年凯洛格医生出版了《合理的水疗法》的综合性著作。在当时欧洲的水疗法风行一时，广泛地被医生将其与药物一同用于疾病的治疗上。

　　水疗法是从模拟母体环境衍生而来。日本专家率先做了实验，发现母体孕育胎儿的环境是一个非常奇特的环境，之所以这么说是因为经过进一步分析研究得知母体内的羊水属小分子团水，是生命与自然的融合，没有比其更适合生存的空间了。将这一实验延伸到生活中，并取得了很好的康复效果，成为21世纪最新的保健疗法。水疗法对人体的作用主要有温度刺激、机械刺激和化学刺激。按温度可分为高温水浴、温水浴、平温水浴和冷水浴等；按使用方法可分浸浴、淋浴、漩水浴、倾射浴、喷射浴、气泡浴等；按所含药物可分碳酸浴、松脂浴、盐水浴和淀粉浴等。水疗时按病情需要决定所浴的温度、方法及药物。如高温全身淀粉浸浴，矿泉浴也属水疗，但偏向于疗养学范围。临床常用浸浴治疗自主神经功能失调、神经官能症、全身性皮肤病、关节炎等，漩水浴主要用来治疗运动功能障碍、神经系统疾病，淋浴、喷射浴、冷水浴多用于增强体质。

　　水的医疗价值，在于它有很重要的物理性质：热容量大和导热性强，是良好的溶剂。因而可以利用水的温度、机械性质和化学成分的刺激作用来达到预防疾病的作用。水疗的功能是其他任何疗法都不能复制再现的，具有最高的刺激身体自身治疗动力和最小的副作用。它的天然性质和灵活可塑性使它适应于这种根据患者情况进行任何轻微或强力治疗的应用场合。可以用于机体内外部的清洁（洗口腔、直肠），使用冷热交替促进循环、温浴机体充分放松、压力或冲击进行按摩。同时可以通过一些盐类或化学物质给予加强。还可以通过蒸汽直接接触皮肤或通过吸入，促进皮肤、肺部和肾脏增加废物的排泄。水疗还有很多的用途，例如水中运动疗法现在依然作为康复治疗中的一种重要治疗手段。

　　刘晓蓉等人（2006）用水疗法对缺氧缺血性脑损伤新生大鼠学习记忆的干预的实验[22]，结果显示，水疗能一定程度上改善新生大鼠学习记忆能力，抑制海马N–甲基–D–天门冬氨酸受体下调是其可能的机制之一，进而改善新生大鼠的远期学习记忆能力。因此水疗不失为临床治疗缺氧缺血性大脑损伤的一种有效地辅助手段。

第六节　水与衰老

衰老是随着年龄的增长，机体各器官功能全面地逐渐降低的过程。衰老是生命过程的必然趋势，任何人也无法避免的。一个人即使不罹患任何一种致死疾病，其最终也难逃因衰老而死亡的厄运。衰老一般从25岁左右开始，并随年龄的增加而加速。衰老始于细胞。当细胞的功能逐渐减退或丧失达到一定程度时，就会导致人体各器官功能减退或丧失，使人产生衰老。细胞活性差，再生能力弱、死亡快，衰老呈现加速。正常情况下，人体细胞都难免一死。按科学家的说法，人体细胞在培养条件下平均可分裂50次后就会"变老"。

人类为什么会衰老，这个问题有几十种说法和学说。主要有氧自由基学说、细胞突变说、免疫功能退化学说、自身中毒说、死亡激素说、消旋化学说、内分泌失调说、微循环功能障碍说、基因突变说等。

笔者认为造成人体衰老还有一个重要的原因，就是水的退化，即水的生理功能的降低。水不但参与所有营养物质的代谢，而且还参与遗传物质的重组活动，水不但是物质代谢的媒体和载体，而且是生命信息传递的载体。水的退化和自身功能的降低必然降低水的媒体和载体功能降低，就好像水中的船，随着使用年限的增加，船内所载的废物过多，运载能力就越来越低，所以我们经常喝好水，促使废物的排出增加，则会延缓衰老，使人寿命增加。反之经常喝不好的水，人体内的废物不能有效地排除，反而不断增加，人就容易衰老和得病。世界上长寿村的人长寿的原因之一是那里的水质好，活性高。

我们在研究人体衰老时，会发现一个重要的生理现象，就是人体衰老过程就是人体脱水过程，例如皮肤脱水、干燥引起皱纹增多，就是机体衰老的一个重要现象。

随着人的年龄增长，水占人体体重比例逐渐下降（表3-9），而细胞外液的减少随着年龄的增长而快于总体水分的下降。根据从婴儿到少年这段时间内体重与体内水量呈线性关系，Mellits Check 提出方程式如下。

$$TW=1.065+0.603WT（男性）$$
$$TW=1.874+0.493WT（女性）$$

式中TW为体内总水量（升），WT为体重（kg）。

表3-9　人体不同阶段生长发育阶段含水量的变化表

生长发育阶段	胎儿（3月龄）	初生婴儿	少年	成年	老年
水占体重比例	90%	80%	男：75% 女：70%	男：70% 女：65%	男：< 65% 女：< 55%

从上表可以看出，人的衰老过程就是脱水的过程。造成脱水的主要原因如下。

（1）人的细胞减少，成年人体内约有一百兆个体细胞，研究显示，30~70岁每年人体细胞下降3.6%，70岁以后平均下降9%。人体细胞内的水分占人体总水分的55%，随着体细胞减少速率加快，细胞内水分的下降速率也会加快，而细胞外的水分下降速率缓慢。

（2）人体内脂肪含量增加。随着年龄的增加，人体内的脂肪含量逐渐增加，从而人体内的总水分也相应降低。

（3）代谢水减少。随着人体衰老，体内各种脏器功能降低，人们新陈代谢能力降低，从而体内代谢水也相应降低。

（4）人体外排泄（尿）的增加。随着人的年龄的增长和衰老，人体的膀胱功能逐渐降低，其中表现膀胱的容量逐渐减少，青少年的膀胱容量平均为500~600ml，而老年人平均只有250ml，因此随着人体的衰老，由于膀胱贮尿能力减弱，则造成排尿的次数增多，也会造成人体总水分的减少。

第七节　水与长寿

健康长寿是人们追求的目标。世界各地均有很多长寿地区。目前公认的世界上最长寿的地区有：日本冲绳、希腊伊卡里亚、意大利撒丁岛、巴基斯坦罕萨、中国广西巴马。

中国通过《中国老年学学会》认定的"中国长寿之乡"到2017年为止为78个，正在申报的还有很多。申报"中国长寿之乡"有15个考核指标，其中重要的一个硬指标就是百岁及百岁以上的老人占7.5人/10万当地人口以上。广西巴马百岁老人为30.8人/10万。

根据实地考察和科学调研，发现"长寿之乡"具有以下几个共同特点。

（1）远离大城市，交通不便，经济欠发达，污染源少。

（2）生活环境山清水秀，保持原生态生活习惯。

（3）没有慢性病，癌症为零，均为自然死亡。

这些地区百岁老人健康长寿原因除了自然环境因素及平和的心态、家庭和谐、经常劳动之外，和他们饮用的水质也非常有关。从调查报告显示，巴马有30%的山为石山（喀斯特地貌），在石山居住的人的寿命比土山居住的人寿命长。石山地区水化学类型为重碳酸钙型。这些长寿地区的老人祖祖辈辈长期饮用当地天然的矿泉水、山泉水及地下井水。

经过对众多长寿乡地区饮用水质的化学、物理及生物等方面的综合评定发现长寿地区的饮用水水源水质有以下共同特点。

（1）没有污染，不含有毒、有害、有异味的物质（例如微生物均为零污染，耗氧量指标COD为0.5以下）。

（2）水化学类型为重碳酸钙型，有些地区的水中含有锶。

（3）水龄较长（均在一千年以上）、水分子团小，属天然活性水。

长寿地区的百岁老人常年有良好的喝水习惯，平均每天喝水在15杯以上，而且不饮用商品化饮料和经过化学处理的自来水。

长寿地区人群的良好的饮水习惯及饮用水的水质特点和当地人健康、长寿、无慢性病有直接关系，这种健康饮水为长寿提供了很好的参考依据。

美国国家科学院（1981）曾经大范围研究了美国寿命最长和最短的地区，水中矿物质的含量[23]，见下表3-10。

表3-10 美国长寿和短寿地区对应的饮用水中镁和重碳酸根的含量

饮用水中的矿物质	长寿地区	短寿地区
镁 /（mg/L）	20（平均）	5（平均）
重碳酸根 /（mg/L）	245（平均）	45（平均）

因此美国国家科学院建议：能降低风险的重碳酸根含量是100~300mg/L，包括Ca^{2+}、HSO_4^-及其他离子在内，溶解性总固体不应超过1000mg/L，而推荐量为500mg/L，最低的限量为100mg/L。

第四章　人体的水需要

导读

　　中国人健康饮水状况令人堪忧，九成居民饮水量不足，没有主动喝水的习惯。

　　人体长期处于脱水状态是造成各种慢性病、认知低下等疾病发生的重要原因。

　　因此，要健康、少得病，最廉价、最有效的方法是要养成多喝水、主动喝水的习惯，即每人每天正常情况下至少要喝1500~1700ml水。

第一节　中国人健康饮水现状

　　我国从20世纪80年代后随着可口可乐和百事可乐的大举进入中国，我国饮料消费量逐年增加。各种各样的含糖饮料充斥着市场，有些人把喝饮料作为时尚的标志，有些家庭甚至用饮料代替饮水。在21世纪初期，WHO和美国等一些国家开展大量的调查和研究，发现由于每日饮水量不足，有许多人平常用饮料或含酒精饮料代替饮水，引发一些慢性病。

　　2011年初北京公众健康饮用水研究所与新浪网发起居民饮水认知调查（图4-1），调查显示，有49.2%的人选择了"渴了才喝水"；有27.6%的人不爱喝水，只喝饮料；喝水比较随意的人占16.2%；定时定量，规律喝水的仅占6.6%；其他为0.4%。

　　中山大学公共卫生学院对惠深两地饮水行为与认知也进行了调查，发现我国居民饮水的日常习惯不科学，存在大量的误区，从调查中显示居民口渴时才喝水占总调查人数的33%~62%；50%以上的调查对象不能正确地饮水；在18~29岁年龄组中有规律地饮水者所占比例最低，随年龄增长，有规律饮水者比例有所上升。

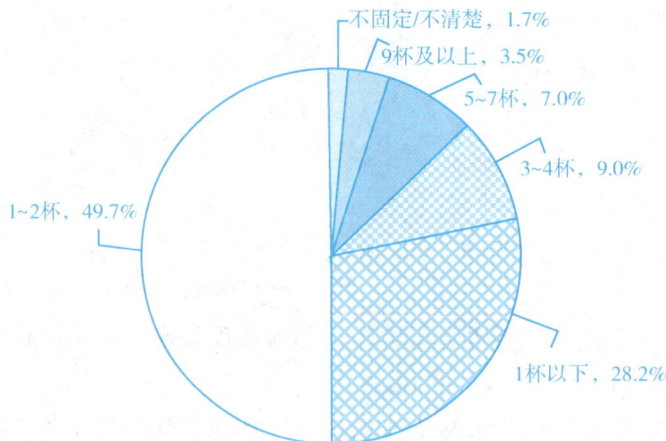

不固定/不清楚，1.7%

9杯及以上，3.5%

5~7杯，7.0%

3~4杯，9.0%

1~2杯，49.7%

1杯以下，28.2%

图4-1　居民饮水认知调查

马冠生、张倩等人（2012）对我国四个城市——北京、上海、广州和成都居民夏季饮水量的调查结果显示[24]，我国成年居民每天饮水量及白水、茶水、饮料量存在城市、城乡和性别的差异；大约1/3的居民每天饮水量未达到目前我国1200ml的饮食建议量。北京、上海、成都和广州每天饮水量分别为1579、1793、1150、1467ml。胡小琪等人的调查发现，男性每天水分摄入总量（水、饮料和食物）3302ml高于女性2900ml。

秦娟等人（2013）对北京丰台区小学生饮水量进行调查[25]，饮水量随着年龄、身高、体重呈上升趋势，男生饮水量高于女生134ml/d，年龄每增加1岁，饮水量平均增加41ml/d。丰台农村成人每日饮水量为2219ml，男性平均为2367ml，女性为2065ml。不吸烟者饮水量高于吸烟者，30~39岁和60岁以上人群饮水量高于其他年龄段。

第二节　人体水平衡

近年来研究者发现保持人体良好的水平衡可以有效地防止一些慢性、非传染性疾病。人体健康要讲究生理平衡，生理平衡包括人体的营养平衡、酸碱平衡、电解质平衡和水平衡。所谓的水平衡是指在正常情况下，机体每日摄入的水分和排出的水分基本相等，这就是水在机体内的动态平衡。水的摄入量和排出量的影响因素较多，例如环境条件、每个人的身体状况、饮食结构、习惯、文化背景以及水在身体内的生物利用率等诸多因素的影响。现在还很难给出水平衡的具体数据。

身体内的水分受到精密的平衡机制所调控，可以保持在一定的范围内。当轻微脱水时，机体具有较好的调节机制。通过有效地补液，身体内的水分波动或变化在一天内就可以恢复，而脂肪重量的变化一般要几天甚至几周才能完成。

身体水的平衡包括水的摄入和排泄两大部分，二者经常保持平衡状态。通常用"水合"和"正常水合"来形容这种水平衡的状态。常用的反映身体水合状态的指标有以下几种。

1.血浆渗透压 是机体调节水平衡的主要生理信号，但是它随着年龄的变化而变化，并且存在的个体差异。除了血浆渗透压以外，还有一些血液指标可以用于评估水合的状态，根据身体的状况，结合体重和临床症状等相结合，可以很好地反映身体的水合状态。

2.尿液指标 是最常用的水合状态的诊断指标。一般人们认为尿的颜色、比重和渗透压对中等水平非急性水丢失和急性脱水比较敏感。在临床上，由于尿液的收集难度和准确性差，因此该指标不常用，还要结合体重和临床症状来增加该指标的临床诊断的可靠性。

3.体重变化 由于成年人的身体含有70%左右的水分，因此体重的变化是目前使用最经济、最普及、最有效的间接反映身体内水合情况的指标。但是该指标受到的影响因素较多。

第三节 水在身体内的旅程

水进入身体通常有三种途径：喝水、静脉滴注和皮肤吸收，这三种途径的特点和目的各不相同，喝水最为便捷，人体吸收也最多；喝水是我们最常采用的补水方式；静脉滴注多用于患者补充水分；爱美人士使用保湿化妆品后，皮肤可直接吸收水分。现在，让我们来看看水进入人体后的旅程。

1.水的第一段旅程 水在喝入体内抵达胃部的旅程是：口腔→会咽→食道→胃。水进入胃之前，几乎不会被上述消化道吸收，只是"路过"。

2.水的第二、三、四段旅程 一部分水进入胃：胃→胃内壁黏膜细胞→毛细血管和毛细淋巴管→循环系统。另一部分水经由胃进入小肠：小肠→内壁黏膜细胞→毛细血管和毛细淋巴管→循环系统。小肠内未被完全吸收的水随食物残渣进入大肠，其中一部分被大肠内壁黏膜细胞吸收：大肠→大肠内壁黏膜细胞→毛细血管和毛细淋巴管→循环系统；大肠→肛门。

3.水的第五旅程 喝入消化道的水（包括营养物质）进入血液循环，到细胞：消化道静脉循环→肝脏（解毒）→肝静脉循环→体静脉循环→右心房→三尖瓣→右心室→肺动脉→肺毛细血管（血液气体交换：排出二氧化碳，吸收氧气，同时其中一部分水会随着呼出的二氧化碳，以水蒸气的形态排出去）→肺静脉→左心房→三尖瓣→左心室→主动脉→动脉→毛细血管→细胞。

4.水的第六段旅程 大量无法被血液循环吸收的水，从血浆中渗出成为组织液，经过淋巴循环再进入血液循环：静脉循环→组织间隙→毛细淋巴管→各级淋巴管和淋巴结→左右淋巴导管→左右颈静脉→静脉循环。

5.水的第七段旅程 水在肺部通过气体交换排出体外：肺毛细血管→气泡→小支气管→气管→喉→咽→鼻腔→鼻孔。

6.水的第八段旅程 进入细胞的水，一部分被细胞留着自用外，另一部分水：细胞→毛细血管→体静脉循环→肾→输尿管→膀胱→尿道。

7.水的第九段旅程 人体皮肤表面大、小汗腺共有数百万个，最集中的部位是腋下、胸部、背部、手足掌、太阳穴等。一般情况下，由于体内能量的热转化和肌肉的运动，引起皮表血管扩张，血液中的水和一些电解质进入汗腺，再从汗腺中分泌出体表，并以汗液的形态蒸发出来。上述过程水的旅程如下：皮下组织内的血管→大、小汗腺导管→毛囊→毛孔。

第四节 人体内水的来源与排出

一、体内水的三个来源

补水有三个来源：饮水占50%；食物中含的水为40%左右；体内代谢产生的水占10%左右。每天平均从食物中获得1000ml的水，蛋白质、糖类和脂肪代谢可供给300ml代谢水。此外的水（约1600ml）必须以液体食物和水、饮料来补充，才能保证体内水的平衡。

二、体内水的排出

体内水的排出主要是通过肾脏，以尿液的形式排出，约占60％（约1500ml），其次是经肺呼出（约350ml）、经皮肤蒸发和排汗（约500ml）和随粪便（约150ml）排出。喝进去的水和排出来的水基本相等，处于一种动态平衡。一般来说，水的摄取和排出量每日维持在2500ml左右。体内活动增加和环境温度变化会改变水的排出量和排出途径（表4-1）。

表4-1 正常温度下身体内水的平衡

来源	摄入的水分（ml/d）	来源	水分的排出（ml/d）
食物	1120	尿液	1300
饮水（饮料、汤等）	1180	肺部	300
营养物质代谢（代谢水）	280	皮肤	920
其他	258	粪便	60
总量	2580	总量	2580

第五节 水的推荐量和饮水量

一、需水量和饮水量

人体每日需水量与饮水量是不同的概念，二者不能划等号。因为，需水量包括饮水量，需水量的来源除水以外，还包括饮料、食物和身体少量代谢水。平均每日摄入的水均有20%~50%来自食物，其余75%~80%来自水和饮料。因此不能简单地回答每天每人应该喝多少水，水的需要量应根据人的体重、环境状况、食物的种类、活动量的大小来计算。一个成年人每天消耗2400kcal的能量需要大约2.4L的水（大约10杯）。由于人体不能贮存水分，一个成年人每天至少要置换掉2.4L升的水。一个70岁的人，他一生将饮用60多吨水。

二、人体水维持需要量

水的维持需要量是指失去和防止脱水不利影响时的水需要量。Holliday和Segar（1957）首次进行了维持需要量的实验。

成年人体内的水分每天需要更新数量为总含水量的大约5%~10%。水的最低需要量的影响因素繁多，因此难以确定水的维持需要量。美国和加拿大的一些学者认为可以用适宜摄入量来表示水的需要量。一般认为人体对水的需要量与人体的体重、热能的消耗量成正比，能量每消耗1cal则需要1ml的水，每公斤体重需要30~40ml的水分。一个健康成年人一天约需要2000~2700ml的水（为总量，其中包括了食品内含水分、代谢产生的水分）。如果饮水量不足，会使得血液黏稠不利于血液循环和营养物质的吸收。

早在1945年美国国家研究委员会（NRC）就提出每日至少喝八杯水的忠告，这就是"八杯水"的来源。NRC营养协会认为：在多数的情况下成年人的每日适宜摄入量应该为2.5L。随后经过研究后，又提出人的每日水需要量应该以每日摄入的能量为计量单位。

三、饮水推荐量的计算方法

（1）按单位体重估算　据美国洛杉矶国际医药研究所研究，成年人每天应补充的总水量标准是：每公斤（千克）体重每天应补充40ml水。不到1岁的婴儿所需水量往往是成年人的3~4倍（因其体表的相对面积大，代谢率较高，比较容易发生脱水），一个体重为50kg的人，每天的总需水量至少为2000ml以上。

（2）按排出量估算　一般对于成年人来说，每天通过尿液、皮肤蒸发、呼气、粪便等产生的总排水量约为2500ml左右。根据人体水的摄入量与排出量相平衡的原理，成年人每天的需水量至少为2500ml以上。

（3）按食物能量标准估算　即成年人每消耗1kcal（4.18kJ）能量，需水量为1ml，婴儿则为1.5ml。而成年人每天平均至少需要消耗2000kcal热量，也就是说，每人每天至少要补充2L水才行。据测算，体重在55kg左右的从事轻体力职业活动的成年女性消耗能量2100kcal左右，其每日需水量大约为2100ml；体重在67kg左右的从事轻体力职业活动的成年男性，每日消耗能量为2700kcal左右，故每日需水量大约为2700ml。

四、饮水推荐量

水的需要量的影响因素比较复杂，包括环境的温度和湿度、运动量的大小、性别、体重、身体状态等。由于饮水需要量受到众多因素的影响不可能精确地计算。

（一）各国对居民饮水推荐量各不相同

表4-2为欧洲食品安全局和美国国家科学院医学研究所列出的各种人群水的推荐量。

表4-2 各种人群水的推荐量

组别	年龄	欧洲食品安全局 2010（ml/d）	美国科学院医学所 2004（ml/d）
婴儿	0~6 月	680 由奶摄入	700
	6~12 月	800~1000	800
儿童	1~2 岁	1100~1200	1300
	2~3 岁	1300	
	4~8 岁	1600	1700
	9~13 岁男孩	2100	2400
	9~13 岁女孩	1900	2100
	14~18 岁男孩	同成年人	3300
	14~18 岁女孩		2300
成年人	男性	2500	3700
	女性	2000	2700
孕妇		2300	3000
哺乳妇女		2600~2700	3800
老年人		同成年人	同成年人

从表4-2中可以看出，美国的饮水摄入量比欧洲食品安全局的推荐量高。哺乳妇女的饮水量美国比欧洲高近1000ml。

在正常的环境条件下，婴儿的呼吸和皮肤水的散失量要高于成年人。同样，一些特殊人群，例如儿童、孕妇、哺乳的妇女、老人对于水的需要量都比正常人高。

世界卫生组织（WHO）提出了满足身体水合作用的饮水量，见表4-3。美国推荐的水摄入量详情，其中包括饮料，见表4-4。

表4-3 WHO每日饮水推荐量

	平均温度	高温轻体力劳动	总需要量：怀孕 / 哺乳
女性成年人	2.2L	4.5L	4.8L（怀孕） 5.5L（哺乳）
男性成年人	2.9L	4.5L	-

表4-4　美国推荐水的摄入量

年龄组	日总 AI*	假设前提
婴儿		
0~6个月	0.7	假设来自母乳
7~12个月	0.8	假设来自母乳和辅助食品及饮料，包括大约总量0.6L（约3杯）液体（包括婴儿配方食品、果汁和饮水）
儿童		
1~3岁	1.3	饮料总量约为0.9L（约4杯），包括饮用水
4~8岁	1.4	饮料总量约为1.2L（约5杯），包括饮用水
男性		
9~13岁	2.4	饮料总量约为1.8L（约8杯），包括饮用水
14~18岁	3.3	饮料总量约为2.6L（约11杯），包括饮用水
19~>70岁	3.7	饮料总量约为3.0L（约13杯），包括饮用水
女性		
9~13岁	2.1	饮料总量约为1.6L（约7杯），包括饮用水
14~18岁	2.3	饮料总量约为1.8L（约8杯），包括饮用水
19~>70岁	2.7	饮料总量约为2.2L（约9杯），包括饮用水
妊娠		
14~50岁	3.0	饮料总量约为2.3L（约10杯），包括饮用水
哺乳		
14~50岁	3.8	饮料总量约为3.1L（约13杯），包括饮用水

＊所列数值单位均为 L/d。

（二）不同饮料中的含水量

不同类型的饮料由于所含的物质的不同，其含水量也有所不同。水和普通的软饮料的含水量为100%；咖啡和茶水的含水量为99.5%；运动饮料为95%，鲜果汁为90%~94%，脱脂奶、2%乳脂率的奶以及全脂奶含水率分别为91%、89%和87%。以上的饮料类型不包括含酒精饮料。

从1932年开始许多的研究证实，酒精有利尿的作用，酒精摄入量与脱水状况呈正相关关系。Stookey（1999）统计了大量的数据发现每饮用1g酒精需要消耗10ml的水分（60°的酒精比重为0.91）。

咖啡、茶叶等饮料均含有咖啡因，有些试验认为咖啡因有利尿的作用，因此大量饮用这类饮料会引起机体的脱水。从事剧烈运动或在干燥环境气候下人们对咖啡的脱水的影响特别敏感。在运动中或运动后因及时补水，不能用咖啡来代替饮用水。

（三）不同人群以及热应激条件下的饮水量

在一些特殊情况下，例如热天、疾病和一些特殊人群饮水量与正常环境条件下和普通人群是有所差异的。

1.热应激条件下饮水量　水是人体内含量最多的成分，体内水和溶解在水中的各种物质组成了体液。体液是由水和各种离子状态的无机盐、低分子有机化合物和蛋白质构成的。水和电解质分布于细胞的内外，参与机体的各种生理活动。如果它们在体内的含量和分布发生了变化，则会出现水、电解质代谢紊乱，引起细胞代谢、功能甚至形态结构的改变。如果环境发生变化，而人们没有正确的补液，就会引起机体一系列功能和代谢障碍，严重时导致死亡。

以正常人体为例，在高温、高湿天气重体力劳动或运动的情况下，汗液大量丢失（800~1000ml/h以上），而汗液的渗透压低于血浆的渗透压，没有及时补水，引起高渗脱水。因此在高温高湿，运动和劳动状态下要适当补充含有电解质的水分。

总之，夏季饮水时，不仅要补充水分，同时要补充电解质。不仅要补充无机盐，还要补充一些低分子的有机物，如葡萄糖、氨基酸等，使得机体的水和电解质达到平衡。

2.婴儿的饮水量　水在婴儿食品的调制中起着重要的作用。足月出生且用母乳喂养的婴儿，在0~6月内矿物元素主要通过母乳补充；而早产儿且由人工婴儿食品喂养的婴儿，微量元素要从饮水和人工婴儿食品中进行补充。由于人工食品中的矿物质和微量元素的含量和种类与母乳中稍有差别，且不足以满足婴儿的每日需要量，因此饮水中的矿物质和微量元素，例如钙、镁、铜、钼、锌等元素可补充部分。还有一些家庭使用牛奶或配方奶粉喂养的婴儿，奶粉或牛奶中的矿物元素与母乳有很大的区别，对水质的选择要格外加以注意，例如牛奶中的钠含量高于母乳，如果饮水的钠不加以控制，则婴儿摄入的钠就会超过标准，对婴儿的肾脏发育带来损害。因此有些国家的饮用水标准甚至规定婴儿用水的钠含量低于20mg/L。总之，给六个月以内的婴儿购买食品时，要注意配方中各种微量元素的含量，并购买相适应的饮用水才能做到科学喂养。

WHO（1993）认为5kg体重的婴儿每日摄入水量为0.75L；10kg重的婴儿为1L。德国曾经进行过婴儿饮水量的试验[26]，从试验中可以看出，足月出生和早产儿以及使用母乳和婴儿食品的其饮水量不同（表4-5）。

表4-5　饮水量占总水摄入量百分数　　　　　单位：%

周龄	4	8	16	24	32	42	52
FF-PT	100 (95.8~100.0)	100 (91.1~100.0)	100 (98.9~100)	88.2 (65.4~100)	57.7 (41.4~85, 9)	53.3 (39.6~73.5)	55.2 (37.4~71.9)
FF-T	100.0	100.0 (99.9~100.2)	100.0	81.7 (67.8~100.0)	57.7 (48.1~70.1)	58.2 (54.8~75.1)	58.9 (44.8~70.4)
BF-T	0.0 (0.0~3.6)	0.0 (0.0~11.4)	–	16.8 (0.0~84.3)	57.0 (4.6~71.6)	63.8 (12.2~77.3)	66.3 (0.9~81.3)

FF-PT：早产儿，婴儿食品喂养，孕期29周（平均25~32周），牛奶—蛋白为基础的人工乳喂养至少16周，婴儿数n=16（14~15）。

FF-T：足月儿，婴儿食品喂养，牛奶—蛋白为基础的人工乳至少到16周，婴儿数n=15（11~14）。

BF-T：足月儿，用母乳喂养至16周，婴儿数n=20（14~16）。

从表中可以看出用母乳喂养的足月儿从出生到16周前基本不需要补水，从24周以后开始饮水，其数量逐渐增加；而使用婴儿食品的无论是早产儿或足月出生儿，都需要用水，从24周以后饮用水量可以逐渐降低。

3.成年男性的饮水量　男性的工作性质、生理结构、身体条件注定了男性水的需要量高，通常多于老年人、同龄的女性和儿童。但是由于男性工作压力大很多时候没有注重及时补水，每日的饮水量过低，使得身体中的废物越积越多，健康每况愈下，有很多人身体出现问题时尚不知是长期缺水造成的。

首先从生理结构讲：男性与同龄的女性相比脂肪少、体重大、肌肉多，肌肉占比女性多20%左右，肌肉组织中含水量较脂肪组织多，当运动或活动时产生的热量就多，所以消耗能量的同时所需要的水分就多。男性需要更多的水分来维持肌肉的正常生理功能。

其次从活动强度讲：通常男性活动强度高于女性，同时男性汗腺较女性发达。当进行一些活动时，男性流的汗较多，特别是在高强度活动、环境温度较高、空气流动性差的地方流失的汗液更多。例如在烈日下打篮球，每小时可流失1000ml的水分；在舞蹈或者有氧慢跑可以流失500ml的水分。

再次一些户外工作者，风吹日晒，每天从皮肤大量蒸发掉水分。

男性水的需要量受到体重、职业、活动强度、身体状况、环境条件等因素的影响，每个个体有一定的差异。每日男性可以从食物、饮料、汤、水果蔬菜、身体代谢产生的水补充约为1000ml左右，每天还要补水至少1500ml，通常比同龄女性要高10%~15%；比老年人高20%左右。另外如果活动强度高，天气炎热，出汗较多时饮水量还要增加。

4.女性的饮水量 人们常说"女人是水做的"。实际上女性水的需求量小于男性，因为女性体脂高、体重轻，所以每日水的需要量低。但是女性对水的需求却比男性高，女人比较注意保护自己的皮肤，注意美容，而在人体所保存的水分中皮肤就占了25%~30%，如果角质层中的含水量达到25%以上时，皮肤弹性良好。水分含量过低皮肤粗糙、干燥容易导致眼纹和唇纹。

大多数女性为了保养肌肤，平常使用的化妆用品多，实际上所用的化妆品均含有大量的化学物质，有些还可以被皮肤吸收。长此以往，不仅对健康、对皮肤均有一定的危害。水是大自然赋予最好的营养素和美容品。

还有一些女性的疾病除了日常的药物治疗外，补充足够的水也可以缓解疾病。特别是一些泌尿系统的疾病。

成年女性每日的饮水量略低于男性。补水的方式有两种，一种是饮水；另外一种就是每日的皮肤补水，每日在洗完脸后，可以适当在脸部补水。

五、饮水量的影响因素

在舒适的环境温度、静止不动条件下，人体可以从粪便、尿液、呼吸以及无感蒸发等方面失去水分，随着劳动强度的增加、环境温湿度的变化，汗液的损失逐渐加大。一般来讲，粪便水分的损失大约为100ml/d。最小尿液的排出量主要受到每日饮食的种类以及尿液溶质影响，当然年龄和身体状况也是影响因素。

皮肤的无感蒸发和通过呼吸道损失的水分通过代谢试验都是可以测定出来的，无感蒸发与代谢热增耗有关，婴儿无感蒸量高于成年人，Holliday和Segar认为所有人无感蒸发的水分损失为50ml/100kcal。

Newburgh等人（1930）进行了五天的代谢实验[27]，以60kg体重男性成年人在适宜温度、静止不动的条件下测定水的损耗。结果表明平均排出的总水量为2675ml，范围为2227~3205ml；无感蒸发量比较稳定为1073~1213ml；尿液排出量为1149~2132ml。

Grandjean等人（2003）进行了试验[28]，27名健康男性静止不动的情况下，两种食物组成，一组提供饮料，而另一组用1/3水代替饮料。试验结果表明，饮料或水只要摄入的水量足够都可以满足新陈代谢的基本需要，建议饮水量应为1.1ml/kcal。试验中所给出的是建议推荐量，而不是必须的需要量。

一些特殊的人群，如儿童、怀孕和哺乳期的妇女、老人和患有一些疾病的人或者一些处于特殊状况下，例如高温高湿、所处空间狭窄的人水的需要量或者摄入量都会发生变化。

不同的水质，也会造成水的摄入量的不同，水的口感会影响到饮用量，有些水所含的矿物质过多，或者水中某种矿物质含量过高，人们觉得难以下咽或者感到越喝越渴，也会影响每日水的摄入量。

北京公众健康研究所20多年来对不同地区的矿泉水与高脂血症的关系进行研究，发现高脂血症大鼠30天喂养实验中，不同地区优质天然矿泉水与自来水相比，高脂血症有所改善但是没有显著性的降低，但是矿泉组的饮水量普遍低于自来水组。总之，矿泉水不仅比自来水有较好的降脂作用，而且在饮水量上均比自来水的摄入量低，也就是说，优质天然矿泉水比自来水的利用率高。

表4–10　降脂试验中总饮水量的变化　　　　　单位：ml

	哈尔滨	浙江	北京	山东	四川
天然矿泉水	12380	22130	19195	19923	12198
净化自来水	12520	23160	21563	21563	12588

北京公众健康饮用水研究所与北京大学医学部曾经对北京自来水和北京矿泉水做过小鼠降血脂的实验，实验结果显示，自来水组的总摄水量为1796.91ml，而矿泉水组为1599.58ml，矿泉水组的小鼠其水的摄入量减少了10.98%，血脂降低未达到显著性差异。

从大量的实验中可以看出饮水量涉及的因素较多，其中水质也是一个很重要的指标，我们试验所选取的水样都是优质天然矿泉水，所选用的矿泉水的矿物质组成不同，总起来讲，水质清纯、爽口、无污染是共同的特点。

六、人体脱水及其危害

我们现在常用的"脱水（dehydration）"一词来源于希腊字"hydor"和拉丁语的前缀"de–"。我们人体有着复杂的水的调控系统，当我们感到口渴的时候，这就是机体告诉我们应该喝水了。

（一）脱水的定义

所谓的脱水，就是水的摄入量低于排出量。人体水分总是维持着动态平衡的状态下。机体仍会通过自身调节尽力使体液和电解质保持稳定的状态。每天从我们的呼吸、排泄物、汗液等方面丧失水分，我们可以通过饮食、代谢和饮水补充每日的水分的需要量，同时我们的机体还具有将水分快速输送到脱水的位置的功能。但是机体、行为和环境因素都可能破坏人体稳态机制的极限，导致体液和电解质平衡失调。

（二）脱水的原因

脱水的原因实际上就是水的摄入量不足或排出量过多，有时是二者综合产生。

1. 腹泻 通过粪便流失水分是最常见的脱水的情况。每年全世界有400万儿童由于腹泻而引起的脱水而死亡。

2. 呕吐 通过呕吐物流失水分也是比较常见的脱水情况。如果患者不能克制反胃而引起的不适，则很难通过饮水来补充水分的流失。

3. 出汗 机体为了降低体温时，通过皮肤蒸发来达到的一种机体的反应。例如高温天气或者在温和天气中的强劳动或运动时，大量出汗，会引起脱水；疾病发烧的情况下，机体为了降低体温，通过皮肤蒸发也会引起脱水。在通常环境下，轻快步伐步行时，为了降低体温，汗的流失量达到500ml时，机体会发出口渴的信号。

4. 疾病 有病时，医生在开药时，常常对患者说，回家后要多喝水。因为生病时机体出现了一些炎性反应，机体对水的需要量增加，另外伴随药物的摄入，要把药物代谢出去也需要水的参与，因此有病时常常要增加水的摄入量。例如糖尿病，我国中医又称为"消渴症"，由于血液中血糖浓度增加，机体为了大量排出糖分而引起尿糖的增加，随着尿糖的排出，水分也大量排出，因此糖尿病初期人感到烦躁和干渴以及尿量增加，糖尿病患者会出现脱水，长期处于脱水状态，使得全身的血管出现大量的栓塞，如果在下肢，就会出现下肢毛细血管堵塞，血液回流慢，造成下肢的水肿，甚至坏死。

5. 烧伤 皮肤是人体对外界环境的保护屏障，当人体被烧伤后，皮肤的保护功能丧失，引起液体的流失。烧伤患者由于皮肤被破坏，不能防止体内水分的流失而出现脱水。

6. 喝水量不足 有些人虽然没有呕吐，然而反胃会影响水的摄入，还有一些人大量失水，而摄入量不足等一些原因造成水的摄入量不足，均会引起脱水。

（三）脱水的症状

脱水会对人的生理和心理功能造成不良影响，是导致某些疾病或使某些疾病恶化的原因之一。美国巴特曼医学博士认为：许多的疾病是由慢性脱水症引发的。例如各种疼痛、高血压、糖尿病等。这是因为水摄入不足，各种废物在细胞内不能很快地代谢出去，废物在体内日积月累，从而引发各种疾病。

人体水分的分布分为细胞内水和细胞外水，脱水最主要的原因是细胞内水分的缺乏。细胞内外的水分在正常情况下是维持恒定的。随着机体内水分的流失的增加，脱水的症状越来越明显（表4-6）。

表4-6　不同失水比例时脱水症状

脱水量为体重的百分比	症状
0	—
1%	口渴
2%	渴感增加，食欲丧失，不适
3%	烦躁，血量减少
4%	恶心，生理活动减缓
5%	表情淡漠，四肢刺痛
6%	体温和脉搏增加
7%	头疼，智力障碍
8%	头昏眼花，呼吸急促
9%	虚弱，精神混乱
10%	肌肉痉挛，呓语
11%	由于血容量降低循环不畅，肾脏受损

目前，对脱水的研究表明，当人们感到口干，并且长期补水不足，会对健康有一定的影响。例如口腔的湿润主要依靠唾液，而唾液起着润滑、清洁口腔以及消化食物的作用，唾液也可以抑制细菌和真菌，防止口臭。当口腔不能分泌充足的唾液时，我们就感到口干以及不舒服。

机体为了维持心排量来维持正常的血液循环。如果血液量降低，我们的身体增加心率和血压使得血液能够流动到各个器官和组织。这就是轻微脱水时，机体产生的应对机制。当脱水严重时，身体的水分进一步降低，大脑和一些组织得到的血量降低。如果再不进行补液，导致昏迷、组织器官损坏，最终引起死亡。

水在身体内的跨膜转运有两种方式，一种是简单的扩散，一种是水通道介导的水转运。特别是后一种水的转运方式是近20年来发现的。在细胞膜上有一种通道蛋白，具有亲水性，它具有水通道的功能。

任何一种水的转运方式出现障碍都会导致脱水症的发生。当身体缺水时，还会影响到水通道蛋白的含量。例如当限水48小时后，肾的皮质和髓质的水通道蛋白增加2倍以上。水通道蛋白的变化也会引起一些疾病的变化，例如充血性心衰、肝硬化等。

水在身体内的单纯性扩散与体内的渗透压有关，细胞内外脱水时，丢失的总水量相等，机体组分的净改变体现在细胞内容量和细胞外容量的改变。由此造成的脱水情况大致分为三类：等渗性脱水、高渗性脱水和低渗性脱水。等渗性脱水，机体水和盐的净丢失量相等，细胞内容量保持不变而细胞外容量减少。

高渗或低渗性脱水时，所丢失的水和盐的量均不成比例。高渗性脱水时，细胞外容量和细胞内容量均减少，而细胞内容量的丢失取决于渗透压梯度的大小；低渗性脱水时，细胞外容量明显减少而细胞内容量增加（表4-7）。

表4-7 与渗透压相关的脱水的表现形式

脱水分类		
类型	生理改变	病因
等渗性脱水	·细胞外液中的水和盐等渗性丢失 ·没有造成细胞内液的渗透性转移	·腹水 ·利尿剂治疗 ·胃肠液丢失 ·抽吸胸腔积液 ·水和盐摄入均不足
高渗性脱水	·失水量多于失盐量 ·细胞内的水向细胞外液（血浆和组织间液）渗透性转移	·呕吐 ·出汗 ·渗透性利尿 ·渗透性腹泻 ·水摄入不足
低渗性脱水	·失盐量多于失水量 ·细胞外液（血浆和组织间液）向细胞内渗透性转移	·出汗 ·胃肠液丢失 ·噻嗪类利尿剂的使用，尤其是老年人

（四）儿童容易脱水

由于儿童或婴儿的体温调节功能和相关的发育未完全，当婴儿出现腹泻、发热时，身体出现脱水的症状，而又没有足够的语言能力来表达其干渴的感觉。如果在刚开始出现脱水的症状时，通过饮水可以有效地缓解脱水的症状。表4-8为婴儿不同脱水的情况下显示出的脱水症状。

表4-8　脱水水平及儿童液体流失的征象的估测

脱水水平	液体流失的估测	脱水征象
最少	失水 <3% 体重	无
轻微到中等	失水 <10% 体重	烦躁，困倦，易怒，黏膜干燥（口腔，舌头），心率增加，呼吸急促，尿液排出量少，渴感增加
严重	失水达到体重的 10% 或更高	无精打采，昏睡，无意识。哭声很弱，眼睛下陷，囟门下陷，心率增加，脉搏虚弱，呼吸急促，寒颤，皮肤粗糙，无尿，虚弱到不能吃奶或饮水

婴儿或儿童出现刚脱水时，可以通过口服补液，用一些含有一定电解质的补液按照一定的频率，小口补充。例如可以每5~10分钟喂1小口，大约是5ml左右。如果婴儿伴有呕吐，则补液的数量要加倍。如果孩子病情严重，不能饮水时，注意要及时就医，采用静脉注射进行补液。对于孩子脱水时，注意孩子的血液监测，其中包括水和电解质的平衡、肾功能等。

（五）脱水与认知

人的大脑大约含有80%的水分，要保持思维的敏锐，头脑中需要充足的水分。已经有充分的证明，当人们饮水量不足，就会影响人脑的正常思维——认知水平。人们每天所有的活动、呼吸、睡觉都会造成身体水分的流失，当机体的水分流失，即处于脱水状态时，不仅影响到大脑细胞的大小，大脑神经原的萎缩、大脑神经传导减慢，大脑的功能也受到影响，例如大脑水和电解质平衡，比如细胞内外液中钠和钾的平衡，容易造成大脑萎缩以及大脑的记忆功能。引起头疼、情绪低落、乏力，损害视觉和手眼的配合能力。

当机体脱水仅为体重的1%~2%时，神经元的正常活动开始降低，短期记忆受损，视觉跟踪能力减弱，注意力不集中。

大多数论文报告显示当脱水达到体重的2%~3%时对大脑的认知功能有影响，但是有些报告显示脱水达到1%时，对认知功能有影响。有些研究认为咖啡因、饮酒、安眠药都会引起脱水。

各种人群脱水对认知的影响如下。

1.健康年轻女性　当脱水达到体重的1.36%以上时，心情低落，工作困难的感觉增加，专注性差，伴有头疼。因此在运动中和运动后的快速补水是极为重要的。

2.健康年轻男性 中等脱水没有增加体温，但是警觉性和记忆状况向不利的方面发展，同时紧张、疲劳、焦虑感随着脱水程度的增加而增加。

3.婴儿 脱水时出现精神混乱、兴奋或者昏睡；儿童认知功能降低，小学生听觉跨距数测定明显受到影响。青少年脱水达到体重的1%~2%时，认知功能明显受到损害。

4.老年人 由于水合作用低于年轻人，口渴的感觉下降。身体水分高的女性的舒张压低于水分低的女性；相对于充足饮水的老年人来讲，脱水引起尿中重量渗克分子浓度增加，选择反应时间功能衰退，在注意力测试中反应速度降低，数字出错率高。血压增加、昏睡、沮丧、焦虑。

Gopinathan等人试验的不同脱水条件下[29]，大脑对数字认知的时间和数字认知的正确率。从图4-2中可以看出，随着脱水率的增加，大脑对数字反应的正确率明显下降，当脱水率达到4%时，反应的正确率降到65%。从图4-3中可以看出，随着脱水率的增加，大脑对数字的反应时间增加，不脱水时对数字的反应的时间为0.4秒，而脱水达到4%时，反应时间为0.7秒。从这个试验中可以看出，当人体出现脱水时，大脑的认知水平受到影响，无论从反应时间，还是对数字反应的正确率都明显地降低。

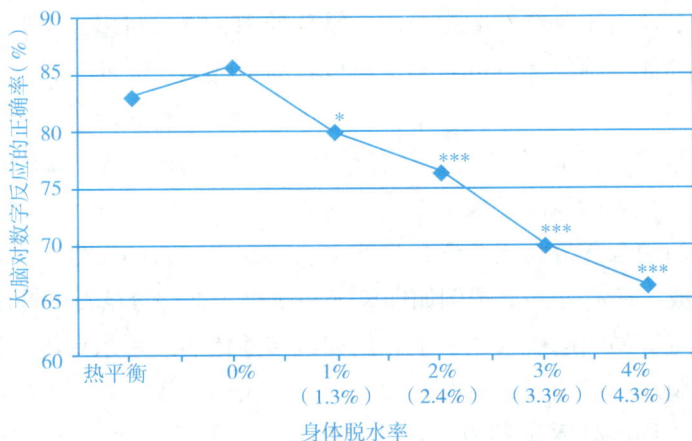

图4-2 脱水率与数字反应的正确率

* 为显著降低，*** 为极显著降低

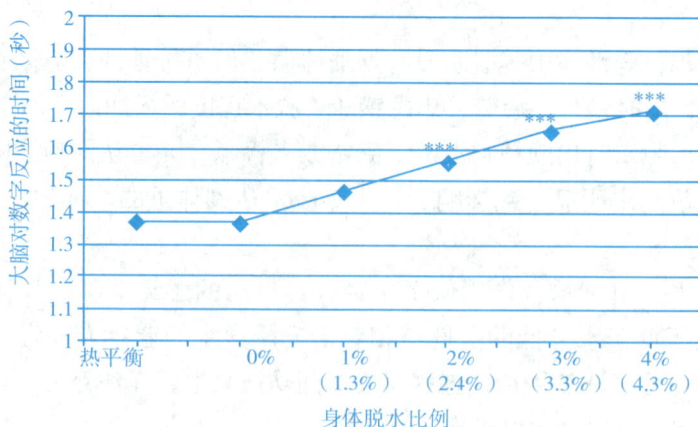

图4-3　脱水率与大脑对数字的反应时间

* 为显著增加，*** 为极显著增加

（六）脱水与结石病

本文涉及的结石病主要是泌尿系统的结石病，例如肾结石、尿路结石、膀胱结石。肾结石中80%以上是男性，其中高发年龄一般在30~40岁，而女性发病年龄高于男性。

肾结石的发病的主要的原因是饮食中摄入大量的动物性的蛋白质、钠、精制糖等造成的。由于肾结石的主要成分是草酸钙，摄入过多的含有高草酸的果汁，例如西柚汁、苹果汁、可乐类饮料也容易造成结石。此外饮水量不足也是重要原因之一。

每日饮水量对于预防肾结石具有举足轻重的作用，当每日的排尿量低于1500ml时，肾结石的风险增加51%。

饮食中的钠含量过高或钙含量过低也会引起肾结石的发生。高氟水会引起肾结石的形成。还有一些离子例如钾离子和镁离子都是肾结石的抑制因子。

还有一些容易引起脱水的因素，例如过多地饮酒或可乐等饮品，都会引起脱水，由于脱水会增加肾结石的发病率。Gueronniere等人分别在墨西哥和西班牙做过为期三周的饮水干预减少肾脏结石晶体指数的试验[30]，在试验中干预组的人每日除了正常饮食外额外喝2L水，而对照组正常饮食和饮料。从试验结果可以看出，对照组的结石指数明显增加（表4-9）。

表4-9　水干预减少肾脏结石晶体指数

	西班牙		墨西哥	
	实验前	试验后	实验前	试验后
对照组	0.386 ± 0.250	0.657 ± 0.956	0.193 ± 0.185	0.251 ± 0.248
干预组	0.593 ± 0.742	0.140 ± 0.164	0.160 ± 0.102	0.084 ± 0.081

注：试验后结晶指数极显著降低，$P < 0.01$

七、中老年长期脱水引发的相关问题

随着年龄的增加，老年人感觉器官老化，他们对于身体发出的一些紧急信息不能及时感知。比如口腔内的唾液分泌不足，渴感减弱，因此对于身体发出的缺水信号反应不灵敏。有研究表明，中老年人最容易发生体内的慢性脱水，其原因是中老年人的血浆肾素和肾上腺素水平呈进行性下降，心钠素分泌增加，导致体内钠离子不断丢失，使人体对脱水的口渴反应减低。若长期饮水量不足，极易导致慢性脱水。长此以往，脱水的现象越发严重。长期脱水可导致一些慢性病的发生和发展。

1.加速衰老　皮肤将我们"包裹"起来，使我们的身体避免受到外界细菌的侵害。对于皮肤来讲，最大的"功臣"则是水。皮肤因为水而显得鲜活有弹性。皮肤感觉是一个笼统的称呼，皮肤上能分辨出来的感觉包括触觉、压觉、振动觉、温觉、冷觉和痛觉。如果脱水，皮肤发生皱褶，对外界的刺激敏感性降低，身体的功能衰退，这种衰退最先以皱纹的形式表现在皮肤上，然后蔓延到五脏六腑。这就是在同龄人中，有的人显得年轻，而有的人显得老的原因之一。

2.诱发慢性中毒　中老人没有及时为身体补水，不仅使尿量减少，各种腺体分泌量减少，代谢的废物不能有效地排出体内，造成有害物质在体内蓄积，废物过多可以损害多个器官和组织。

3.引发脑血栓　血液黏稠度过高是引起脑血栓的重要因素之一，而血液黏稠除了血脂异常外，一个主要原因是体内缺水。中老年体内水分容易流失，其中夜间脱水比较严重时，导致血小板凝聚力和黏附力加强，致使脑血栓的发生，这也是清晨是大多数中老年人脑血栓发病高峰的原因。

4.引发心肌梗死　饮水不足造成全身血容量减少，心脏灌注下降，心肌缺血，心排量降低，所以很容易造成心肌损害，严重时就会导致心肌梗死。

5.引发白内障　人眼内的液体含量较高，在脱水时，泪液分泌减少，引起晶状体浑浊而导致视力下降。调查研究表明，发生过急性脱水的老年人，患白内障的概率就会增高。

6.导致心律失常　通过监测，当血容量明显降低时，可诱发心房颤动，常常会出现头晕、胸闷、乏力等不适症状。临床医生对这类患者曾采取电流电击复率，结果失效，而迅速静脉补液扩容后立即恢复窦性心律。可见，失水是诱发心律失常的原因之一。

7.患癌症后癌细胞易扩散　癌症扩散首先是通过体液进行的，如果水分总是充足、洁净，那么细胞就有了一个健康、清新的生存环境，人体的自身免疫功能就会增强，罹患各种疾病的机会就会减少，癌细胞扩散机会也会减少，可见中老年人即使只是为自己身体补水，使体内保持足量的水分对健康长寿也十分重要。

八、如何避免脱水

（1）不要等到渴了再喝水，要养成主动喝水的习惯。脱水达到体重的2%时，人们才能感到口渴，身体已经脱水了。脱水严重时，渴感减弱，失去补水的先机。

（2）每天早上从一杯水开始，经过晚上睡眠后，机体出现脱水，每天早上一杯水有助于机体废物的排出，降低血液的黏稠度。

（3）每天至少饮用1500~1700ml的水，饮水量随着环境条件，身体状况、年龄、活动状态、服用的药物等有所变化。

（4）每天饮水时，要小口慢饮，避免暴饮，暴饮使人感到臃肿和不舒服。

（5）含糖饮料、咖啡等不能代替饮水，可以选择优质的矿泉水或泉水。

（6）摄入酒精或盐过多，会造成大脑脱水。事实上喝啤酒也会造成脱水。

（7）饮水量要适当，饮用过多的不含矿物质的纯净水，会造成身体电解质平衡失调。

（8）含水分较高的蔬菜或水果，如西瓜、提子、莴苣或生菜等可以补充水分，甚至用这些果蔬打浆也可以补水。

（9）有条件的情况下，尽量选择安全性高的饮用水。

九、饮水过多的危害

虽然饮水对身体有许多好处，但也不能为了种种理由而拼命灌水。当摄入的水量过大，会冲淡人体中的电解质浓度，使得电解质失衡；另外喝水过多，会冲淡胃液的分泌作用，使人感到恶心；过量的水会降低各组织细胞新陈代谢能力，并增加肾脏的负担。夏天大量出汗，人们喝了过量的水，使得血液浓度产生变化，血钠含量降低，导致四肢酸软无力。

此外有些研究发现，喝水过量会引起胃炎、肠痉挛、疲劳、眩晕和消化不良等，增加心脏等器官的负担。一旦心脏和肾脏等器官超负荷时间久了，就会造成心肌肥大、肾水肿、内脏下垂、手脚冰凉等现象。

一般来说正常人不会发生水中毒。当水摄入量超过肾脏排出能力时，可引起体内水过多，中枢神经就会下令停止喝水。肾脏也会加大尿液的排出。如果心脏、肝脏和肾脏有问题的人，由于体内的水分平衡机能无法正常发挥作用，水分无法由尿液大量排出，只好不断蓄积在体内，从而产生水中毒。

为什么会引起水中毒？专家解释，在炎热的夏季，出汗多，水分大量流失，如果饮水不够，体内热量散发困难，就会出现中暑、口渴、虚脱等现象。但如果大量喝水而不补充盐分，水分经胃肠吸收后，通过出汗排出体外，随着出汗又失去一些盐分，结果血液中的盐分就减少，吸收水分能力随之降低，一些水分就会很快到组织细胞内；使细胞水肿，造成水中毒。这时人会觉得头晕、眼花、口渴，严重的还会突然昏倒。

如何预防水中毒？首先，人应防患于未然，防止引起水中毒原因产生作用。其次，严格控制进水量，轻症患者在暂停饮水后即可自行恢复。再次，促进体内水分排出，对于重症急性水中毒患者，则应立即静脉输注甘露醇、山梨醇等渗性利尿剂或速尿等强利尿剂以减轻脑细胞水肿和促进体内水分的排出，高渗氯化钠溶液静脉滴注可迅速缓解体液的低渗状态，但须密切注意，因钠离子过多可使细胞外液容量增大而加重心脏负荷。

水中毒虽然是在低渗性水肿的基础上产生。但其与低渗性水肿的表现明显不同，其急性发作时往往有应激刺激，肾排泄功能障碍和水分摄入过多等诱发因素。值得注意的是与本病发作相近似的急性肾衰竭，包括肾前性和肾后性的急性肾衰竭，以及脑部的疾患如颅外伤，硬脑膜血肿、蛛网膜下隙出血、脑炎、脑膜炎等所致的颅内压增高和脑水肿相鉴别。此外有一种所谓的"抗利尿激素（ADH）分泌失常综合征"，它可由多种恶性肿瘤，肺部感炎症疾患及脑部的疾患引起，有ADH的异常分泌增多。因此同样表现为低血钠和细胞外液低渗性，但这种患者的肾上腺皮质功能及心血管功能均正常，尿液的渗透压可以是高渗的，而且在低血钠的情况下继续由肾脏排钠，血容量也是正常的，无水肿，血中ADH的浓度则明显增高。

第五章　饮水安全与保障

导读

民以食为天，食以水为先，水以安为基。

饮水安全是人类健康和生命安全的基础保障，是国家安全、社会稳定的基石。保障饮水安全是国家的基本国策，是社会进步与文明的标志，是人类生存的基本权力。

随着经济高速发展，带来了环境污染、生态破坏，饮水安全状况不容乐观。现在，黑水、脏水、臭水到处可见，癌症、慢性病、怪病日趋增多。

我国领导和政府对居民饮水安全高度重视。饮水安全不仅是政府、企业的事，我们每个人都要有饮水自我安全保护的认识和措施。

第一节　饮水安全和安全饮用水

2017年7月根据世界卫生组织和联合国儿童基金会发布的最新报告，全球约有十分之三的人口无法获得安全且易于获得的家庭用水，另有五分之三的人缺乏得到安全管理的卫生设施。饮用水安全和质量是人类发展和福祉的根本所在。提供安全饮用水是促进健康和减少贫困的最有效手段之一。从相关调查显示，全世界80%的疾病和50%的儿童死亡都与饮用水水质不良有关。由于水质污染，全世界每年有5000万儿童死亡；3500万人患心血管病；7000万人患结石病；9000万人患肝炎；3000万人死于肝癌和胃癌，喝不健康的水如同温水煮青蛙一样。

所谓饮水安全就是让我国居民能够及时、方便的获得足量、卫生、负担得起的生活饮用水。包括了饮用水水源、饮水水量、饮水水质和饮用水获得的方便程度。饮水安全问题是全面建设小康社会的一个重要问题。涉及人民群众的生命健康、也涉及经济、社会的可持续发展，是国家发展水平和发展质量的一个重要标志。解决饮水困难、保障饮水安全，关系到人民群众生命健康和安全。

安全饮用水是国际上的通用提法，WHO对水质安全的定义是人从出生到70岁每天饮用2L不产生危害，即为安全。我国除了安全饮水，还有一些提法，如干净水、放心水等均属于安全水的范畴。世界卫生组织提出了《饮用水水质准则》，作为各国制定相关安全水的指导性文件。美国制定了安全饮用水法，用法律来强制保障民众符合标准的安全饮用水。

安全饮用水包括两个方面，其一是政府相关部门、饮用水行业、科技人员以及企业给消费者提供符合相关标准的饮用水。这些部门的人员首先清楚地知道安全饮水的知识，加强他们对饮用水工作的热爱、加强责任感和紧迫感，想方设法结合实际保护好饮用水的水源地和水源，改进制水和供水处理设备的安全和合理，强化监督管理和水质的监测和评价。大力地宣传饮水的科学知识，从水源地抓起，对制水、供水、输配水和用水等各个环节保障供应符合国家标准的水。其二是我们每一个人有责任、有义务关心自己的生活的环境，保护生态环境。因此消费者要多知道饮用水方面的知识，知道如何判定饮水的安全性，什么质量的水符合饮用水的相关标准。根据自己的实际情况，合理地选择饮用水的种类，掌握预防饮用水水质污染的要领，掌握安全饮用水和科学饮水的知识，不会被社会上的一些流言蜚语和不科学的广告误导。

第二节 饮水污染引起的疾病和危害

一、我国污染状况不容乐观

根据2017年《中国生态环境状况公报》的统计，我国地表水Ⅰ～Ⅲ类水的比例比2016年上升了0.1%，劣Ⅴ类下降了0.3%，大部分地区的污染物为化学需氧量、氨氮和总磷。地下水优良级的占8.8%，极差级的占14.8%。水利部门检测的浅层地下水中优良级为0.9%，极差级的占14.6%。地下水主要污染物为总硬度、锰、铁、溶解性总固体、三氮（硝酸盐、亚硝酸盐、氨氮）、硫酸盐、氟化物、氯化物，个别地区存在着六价铬、铅和汞等重金属污染。全国地级及以上城市集中式饮用水水源中地表水达标率为90.5%，地下水达标率为85.1%。

主要超标指标为锰、铁、氨、氮。

我国是全球公认的13个人均水资源最贫乏国家之一。有资料表明，目前中国淡水资源总量约为28000亿m^3，居世界第四位，但人均只有2300m^3，仅为世界平均水平的1/4，位列世界121位。如果扣除那些难以利用的洪水径流和散布在偏远地区的地下水资源后，中国现实可利用的淡水资源仅为11000亿m^3左右，人均可利用水资源量约为900m^3。

因此中国不仅存在水资源匮乏，洪涝灾害、水污染、水土流失、水生态破坏、水浪费更加剧了水资源的缺乏。

二、水污染对人体健康的危害

水污染最终影响人体健康和生命安全，外界水环境污染造成人体内环境的污染。据调查，近9成国人尿检中含双酚A，双酚A会干扰人体正常内分泌，尤其对婴儿影响更大。在工业化国家中，每个居民体内评价携带有700种从食品、水和空气中吸收的合成化学物，这些化学合成物是致畸、致癌、致突变的有毒物质。

美国对2400人进行了调查，并在其血液和尿液中找到了148种有毒化合物，儿童携带的化学物剂量要比成年人更大。许多有毒、有害的化学合成物质对人类危害比战争还要可怕，因为你无法躲避我们生活的世界中无处不在的化学污染物。据调查，在刚出生的婴儿脐带血中发现很多化学合成物质，这些物质均从母体带来，母体羊水中已经遭受到不同程度的污染。母体在怀孕期间接受到污染物的影响，不但影响母亲健康更影响到婴儿的健康与生命安全。

据调查，中国广东珠江三角洲地区新生儿先天性疾病（例如心脏病、贫血、怪胎、畸形胎等）发病率逐年提高，这些都是镉、汞、砷等重金属及化学污染物等环境激素造成的。卫生部2011年发布的《中国妇幼卫生事业发展报告》称，我国婴儿出生缺陷率发生率由1996年的87.7/万人上升到2010年的149.9/万人，五年增长率为70.9%。

介水性疾病包括四个方面：介水性传染病、化学污染引起的疾病、与饮用水有关的生物地球化学性疾病以及藻类污染引起的疾病。

（一）介水性传染病

介水性传染病是通过饮用或接触受病原体污染的水而传播的疾病，又称水性传染病。其中通过饮用水途径传播的，主要为介水性肠道传染病，其主要原因是水源水受到病原体污染后，没有得到有效的消毒处理、饮水设备或输配管道被污染，被消费者饮用后，引发大面积的疾病暴发。通常地面水和井水比较容易发生。介水性的传染病一旦暴发，危害较大，短期内出现大量的患者。多数的患者发病日起集中并在同一潜伏期内，可呈现暴发流行。

介水性的传染病包括：霍乱、伤寒、细菌性痢疾、甲型肝炎、戊型肝炎等。鉴于介水传染病对民众健康的危害，我国以法律形式强制保障防治介水传染病的实施。

（二）化学污染引起的疾病和危害

随着全球经济的飞速发展，水中化学污染日益突出。据WHO资料，现查明全世界水体中已查出2221种化学物质，其中饮用水中有害的有机污染物765种。这些化学物质在水中残留时间长，多数不易被降解。可直接对人体产生毒害作用，高浓度短时间作用于人体可产生急性毒性作用；低浓度长时间作用于人体可产生慢性毒性作用，甚至引起公害病。

什么是公害病呢？在环境学上是指人为的环境污染引起的地区性疾病。公害病不仅是一个医学概念，而且具有法律意义，必须经过严格鉴定和法律认可。公害对人群的危害比生产环境中的职业危害广泛得多，凡是处于公害范围的人群，不论年龄大小，甚至胎儿均受其害。可以用"不治之症、不可救药和自食其果"这三个成语来形容公害病的特点。

公害病流行的特点：首先具有长期（几年或者十几年甚至几十年）陆续发病的特征，危害后代，但也可能出现急性暴发的疾病，使大量人群在短时期内发病。但是一旦发病就说明毒物已经在人体中积累到了危险的程度，所以已经很难治愈了，因而可称"不治之症"。

当今人类社会人们最熟悉的不治之症就是癌症。说起癌症，难免有"谈癌色变"之感。但把饮水与癌症相提并论，震惊之余又平添了几分疑惑与忧虑。现代科学已经有力地证明，饮水与癌症发病率之间的确存在着某些因果关系。WHO调查表明，目前从饮用水中检出的765种有害有机物中，确认致癌物20种，可疑致癌物23种，致突变物56种，促癌剂18种。其中一些化学污染物还是环境中的内分泌干扰物，它能干扰人机体内分泌功能，并对人体及其后代引起有害效应，因此被称为环境激素。人群流行病学调查表明，环境激素能引起人类的生殖障碍、发育异常及某些癌症，如乳腺癌、睾丸癌、卵巢癌，并引起男性精子数下降、孕妇早产、增加新生儿出生缺陷的风险。

某些有致癌作用的化学物质，如砷、铬、镍、铍、苯胺及其他芳烃、氯代烃、氯代芳烃污染水体后，可以在悬浮物、底泥和水生物体内蓄积起来。人若长期饮用含有这类物质的水或者食用体内蓄积有这类物质的生物就很容易诱发癌症。美国专家调查研究发现，美国俄亥俄州饮用地表水为水源的自来水居民患癌症的死亡率较饮用地下水为水源的高，这是因为地表水受污染比地下水重。

（三）生物地球化学特征引起的水性地方病

由于某一区域自然界的水和土壤中某种化学元素过多或过少，使当地动物和人群中发生特有的疾病，称为生物地球化学性疾病（又称"地方病"）。这些化学元素在人体内含量虽然很少，却是人体中激素、酶和维生素的组成成分或是人体组织和器官不可缺少的成分。因此，过多或过少，均可引起疾病。

我国常见的与饮用水有关生物地球化学性疾病为：地方性氟中毒、地方性砷中毒和地方性甲状腺肿。

1.地方性氟中毒 地方性氟中毒是人体从水、食物、空气中摄入过量的氟而引起的一种慢性全身性疾病。主要表现为氟斑牙和氟骨症。虽然摄入人体的氟来源较多，但由于水中氟化物具有易溶性，吸收率可达90%以上是体内氟化物的主要来源。我国地方性氟病主要属饮水型。氟骨症的患病率与饮水中的氟含量呈正相关。地方性氟中毒遍及我国28个省、自治区、直辖市（上海市除外），病区人口总数达8561万。

2.地方性砷中毒 地方性砷中毒是由于饮用含砷量高的水而引起的一种地方病。主要表现为末梢神经炎，皮肤色素沉着，手掌和脚掌皮肤高度角化，严重者可致皮肤癌。

3.地方性甲状腺肿 地方性甲状腺肿的主要发病原因是水和土壤中缺乏碘。该病的主要临床特征是甲状腺肿大，严重流行地区儿童可发生地方性克汀病，患者痴呆、矮小、聋哑，智力低下。病区的土壤、饮用水、食品中碘的含量普遍偏低。饮水中碘含量越低，该病发病率越高，饮水中碘含量低于$10.0\mu g/L$时，就有可能发生地方性甲状腺肿；含量低于$2\mu g/L$时，居民中甲状腺肿患者可达50%，饮水中碘含量高时该病患病率较低。但当饮水中碘含量过高（大于$90\mu g/L$）时，甲状腺肿患病率反而升高。说明摄入过多的碘可能导致抑制甲状腺素的生成和释放。

4.微囊藻毒素 藻类中藻毒素对水质的污染。藻类污染俗称"水华"是指内陆水域中一些浮游生物（如蓝绿藻等）的暴发繁殖引起的水色异常现象，淡水中的"水华"与海洋中的"赤潮"并称为水环境污染的两大灾害。

在淡水藻中毒性最强、污染最广、最严重的蓝藻门，这些藻类不仅产生一种毒素，随着环境发生变化，一种藻类可产生几种毒素，称为微囊藻毒素。它是一种肝毒素，是强烈的肝癌致癌剂。它属于细胞内毒素，在细胞内合成，细胞破裂后释放到水体中并表现出毒性。

20世纪70年代，中国进行了第一次死因回顾调查。复旦大学公共卫生学院前院长俞顺章教授及其同事注意到，某些饮用沟塘水（微囊藻毒素含量为 $1.158\mu g/L$）的地区肝癌死亡率比其他饮用深井水或自来水的地区高出10倍以上。

由于微囊藻毒素存在于细胞内，只有细胞死亡并溶解后释放到周围环境中。因此在水处理过程中除去完整的藻细胞将有助于减少处理水中的有毒有味的细胞代谢物的浓度。去除藻类方法包括絮凝、沉淀、过滤的传统方法以外，还有吸附、化学降解和光降解和生物降解等。

人们常用的高温等方式都不能消除这一毒素，煮沸、泡茶对微囊藻毒素不起什么作用，麦饭石、明胶及紫外线等对微囊藻毒素也无可奈何。

三、突发污染事件对社会稳定产生影响

当前我们在追求经济快速发展、城镇快速扩张的过程中，水的污染事件不断发生。

我国水污染的趋势虽然在国家的重视下有所遏制，但是没有得到实际的重大的转变，水污染问题依然严重影响着人们的生活。我国江、河、湖、海水污染负荷已经大大超过了水环境的容量，江、河、湖泊水的质量变得越来越糟糕，在所有的水中V类和劣于V类水占据了较大的比例。我国1998～2006年共发生环境污染事件和破坏事故14742起，平均每年1600起，这就意味着每天有4起。随着近年来国家加大对环境整治的力度，水环境已经得到了很大的改善，水污染所导致的事故有所下降，每年发生1000起，即每天2～3起。在发生污染的事件中，有的企业为了经济效益违规排放，还有的老企业没有足够的资金去治理水污染，造成有许多污染水体没有得到很好处理。从统计数据显示，我国目前污水或废水的排放量增加速度是每年18亿 m^3，工业生产的废水以及人们日常生活污水每日排放量约为1.64亿 m^3。在这个数据中，有80%的水没有被处理而直接排放到水体中[31]。因此水污染给人体健康带来危害，对社会经济

和人民群众财产带来损失。如果不能有效地提高饮水的安全保障措施，付出的代价和后果是不堪设想的。

第三节　饮水安全保障体系

饮水安全是人类健康和生命安全的基本保障，获得安全水资源是维护人类健康和生态系统完整性的前提，也是各国发展的需要，全球21世纪的总目标之一就是保障安全供水，保障饮用水安全已经成为世界各国当前面临的主要挑战。

一、饮水安全法制保障

饮用水的安全保障涉及多个环节，从取水、制水、供水和用水到人文、社会和环境。从全球来看，饮用水的形势不容乐观，安全饮用水又是直接关系到广大消费者的健康的大事。因此各国都强化由饮用水立法、执法、司法组成的饮用水法制来保障向消费者提供安全饮用水。

国务院发布的《水污染防治行动计划》（简称"水十条"）提出，从水源到水龙头全过程监管饮用水安全。地方各级人民政府及供水单位应定期监测、检测和评估本行政区域内饮用水水源、供水厂出水和用户水龙头水质等饮水安全状况，地级及以上城市自2016年起每季度向社会公开。

二、饮用水水源水的技术保障

饮用水的水源水品质的保障是最为基础的保障。水源水一旦污染其处理的成本高居不下，处理的效果不尽人意，依然存在着安全的风险。许多污染物在水体中含量较低，但具有加成的效果。因此世界各国把饮用水的安全保障的工作重点放在水源水的保护上。

三、河长制的实施有效维护河湖健康

全面推行河长制是落实绿色发展理念、推进生态文明建设的内在要求，是解决我国复杂水问题、维护河湖健康生命的有效举措，是完善水治理体系、保

障国家水安全的制度创新。意见要求，地方各级党委和政府要强化考核问责，根据不同河湖存在的主要问题，实行差异化绩效评价考核，将领导干部自然资源资产离任审计结果及整改情况作为考核。

我国将全面建立省、市、县、乡四级河长体系，各省（自治区、直辖市）设立总河长，由党委或政府主要负责同志担任；各省（自治区、直辖市）行政区域内主要河湖设立河长，由省级负责同志担任；各河湖所在市、县、乡均分级分段设立河长，由同级负责同志担任。

通过实施河长制，中国的江河湖泊实现了从"没人管"到"有人管"，有的河湖还实现了从"管不住"到"管得好"的重大转变。推动解决了一批河湖管理保护难题，使河湖的状况逐步得到好转。

四、供水安全的技术保障

人们日常饮用水根据供水方式的不同，又可分为集中式供水和分散式供水。

（一）集中式供水

集中式供水是指以地面水或地下水为水源，经集中取水，统一净化处理和消毒，由输水管网送到用户的供水方式，所供水通常为自来水。我国城市的供水主要为集中式供水。在保证供水的卫生安全方面，集中式供水有很多优点：由于采取了严格的水源选择和防护措施，水源水质较好；通过水处理设备进行了严格的净化和消毒，保证给水水质良好；严密的输水管道可防止水在运输过程中受到污染。因此，集中式供水的水质较好，使用方便。

由于集中式饮用水供应范围大，一旦水源及供水过程中受到各种化学物质及致病微生物污染，又未经有效净化、消毒处理时，可引起大范围的急性和慢性中毒及传染病的流行。

（二）分散式供水

分散式供水指居民直接到水源处取水供生活饮用，取水方式主要包括从机井、手压泵井中取水和人力提水等。机井利用电力取水，不仅节省劳力，而且可防止水桶对水井的污染，有利于水源保护。手压泵井与大口井相比，有暴露少、污染轻、建造容易等优点。分散式供水过程中一般未经净化消毒处理，因而水质较差。为确保分散式供水的卫生安全，应做好饮用水的净化消毒工作和水源的卫生管理工作。各类分散式供水提供的饮用水都应进行消毒，全国约

79.22%的人口饮用分散式供水，其中绝大部分在农村。因此，加强农村的改水工作，总结水源防护、净水和管理方面的经验，做好分散式供水的卫生防护和消毒，对降低传染病发病率，保护人民健康具有重要意义。

（三）二次供水的技术保障

近年来城市化进程的飞速发展，高层建筑、多层建筑日益增多，我国现行的供水体制（低压供水），压力不足，自来水不能直接送到高层用户，因此大多数的住宅小区采用增设低位贮水池和高位水箱等二次供水设施来满足居民的用水需要。所谓二次供水，就是供水单位将来自城市公共设施和自建供水设施的供水，经贮存、加压或经深度处理和消毒后，由供水管道或专用管道向用户端供水。这里的二次供水设施包括为保障生活饮用水而设置的高、中、低位蓄水池及附属的管道、阀门、水泵机组、变频、气压罐等设施。

为了有效地防止二次供水的污染，应注意以下几点。

1.水池（箱）在设计上需注意的问题 ①生活、消防蓄水池宜采用分建方式。②确保水池（箱）壁坚固、光洁，不渗漏，水池（箱）加盖且密封性能好，必要时上锁。③二次供水设施周围十米范围内，不能设置渗水厕所、化粪池，水池（箱）周围2米内不得有污水管线及污染物。

2.水池（箱）在管理维护方面需注意的问题 ①二次供水设施的管理人员、保洁维修专业人员，必须经预防性健康体检，取得卫生行政部门核发的健康证。②二次供水水池（箱）至少半年要清洗消毒一次。③定期对水池（箱）水采样并送有关单位的水质化验中心进行水质检验，保证水质的各项指标均能符合国家生活饮用水规定。

3.建立相应地方性法规 ①建设部已于1999年1月发布了第67号《城市供水水质管理规定》，其中明确了含城市二次供水水质在内的相关管理规定。该规定赋予了各级城市建设主管部门对违反规定者的处罚权，同时也为城市二次供水实施依法管理提供了依据。②建立健全城市二次供水管理机制，应尽快制定相应的二次供水地方性法规，防患于未然，从根本上杜绝二次供水污染的发生。③二次供水是城市供水的一个重要组成部分，解决好城市二次供水中存在的问题，保证正常供水是关系到社会稳定、经济发展和市民安居乐业的大事。

第四节　家庭饮水自我安全保障

水污染在全世界范围虽然得到一定的遏制，天然水体从污染恢复到无污染却需要长时间花费巨额的资金才能得到长足的改善。我国地表水和浅层地下水可以达到Ⅰ～Ⅲ类水的比例分别为67.9%和33.4%，其中大多数城市以地表水为城市供水的水源。中国传统的烧开水的饮水方式对于杀灭水中的微生物，保证饮水的卫生学的安全性是非常有效的。但是水中的污染物的去除，水中的消毒剂——氯所产生的味道经常被人们所诟病。我国各方媒体也纷纷披露各种水污染，及其污染源头，渐渐的人们的监督意识不断加强，改变喝水质量的想法也日趋强烈。包装水，特别是大桶水从人们习惯性饮料消费形式逐渐走入到每一个家庭成为日常饮用水，随之而来的净水器等逐渐也进入到人们的视野中。

一、包装水的安全

所谓的包装水是相对于自来水来讲，自来水是无包装的用管道输送到客户端。包装水就是密封于符合食品安全标准和相关规定的包装容器中，可供直接饮用的水。随着人们生活水平的提高、饮水意识的增强及自来水存在的安全隐患，促进了近十几年来桶装水行业的快速发展。桶（瓶）装水以它的方便、安全的优点迅速进入千家万户。

据中商产业研究院发布的《2018–2023年中国瓶装水行业市场前景及投资机会研究报告》数据显示：2017年我国瓶（灌）装水制造行业销售收入近1500亿元，净利润突破160亿元。据中商产业研究院预测，2018年我国瓶（灌）装水制造行业销售收入将达1539亿元，中国瓶装水零售额年均复合增长率达到11.1%。到2020年我国瓶（灌）装水制造行业销售收入接近2000亿元。

由于饮水安全涉及广大消费者的身体健康，我国政府非常重视，在2014年颁布了《食品安全国家标准　包装饮用水》（GB 19298），在2018年6月发布了《食品安全国家标准　饮用天然矿泉水》（GB 8537），至此瓶装水的两个标准均上升为食品安全国家标准。

1.选购注意事项　消费者在选用自己所需要的产品时，除了选择自己喜欢的包装形式外，还要注意以下几点。

（1）看标志 首先在外包装上印有防伪标志，可以通过扫码鉴别真伪；其二，看水的标签，标注的执行标准就可以知道这款水属于什么类型的水，例如执行的是饮用天然矿泉水标准——GB 8537，该款水就是矿泉水，除了矿泉水以外的其他水均执行的标准为包装饮用水。其三看水源地、厂址、厂家。其四看配料表，如果配料中有添加物，那么该款水就是人工制造的水。其五看是否有生产许可证即"SC"。其六看成分，从标签上标示的矿物成分挑选满足自己需要的水。其七看包装材料是否是专门用于水的包装材料。可以用于水的塑料通常是PET（聚对苯二甲酸乙二醇酯），这种材料不耐高温在70℃时易变形，长时间使用可能会释放出致癌物质DEHP，比较适合于一次性使用的包装材料。

（2）看外观 优质水产品通常透明度好，水色看上去闪闪发亮，拿起来上下摇动时没有沉淀物或漂浮物。

（3）查封口 是否有漏水的地方，如果有说明该款水可能存在污染的风险。

（4）品尝 当人们选好水的产品后，要先品尝，看看是否有异味，是否喜欢这款水。水的基本特性是无色无味，无论出现何种味道，都说明水中可能会有某种物质，最好不要选用，除了一些特殊性的水。

2.几种包装水的比较

（1）桶装水 价格较低，属于大众用水。作为生产厂家来讲，大桶的购入成本高、占压资金大、存在二次污染的问题，物流成本高，其中包括仓储、配送、运输费用，大桶的管理难，其中包括大桶的丢失、破损、回收桶的清洁费用。从消费者来讲，无法有效地鉴别该桶水的真假问题以及大桶包装物的质量是否符合国家食品要求，即假桶、黑桶和合格桶的鉴别困难。

（2）一次性包装水 所谓一次性包装水，包括了瓶装水、一次性桶装水、袋装水、折叠桶以及BIB（盒中袋）。瓶装水由于水的容量少，作为家庭用水不太方便。一次性包装水避免了很多大桶水带来的问题。比如包装物没有二次使用的问题，因此没有二次污染，作为厂家来讲，不需要大量购入大量的包装材料，占用的资金较少。从物流成本来看，运费明显降低。从营销角度来讲，一次性的包装不再被桶的形状所局限，包装的设计更具有特性化，产品一般比较美观，更具有时代的气息。另外现在社区的自动贩卖机逐渐进入到各个社区，因此一次性的包装水正适用于自动贩卖机的使用。减少了送水工入户的安全隐患。降低了客户时间，随时可以购买水。

3.包装水带来的问题 从20世纪以来对于包装水的质疑不绝于耳，主要是包装水的材料以及企业对环境的影响。主要集中以下几个方面：第一是包装材料难以降解，特别是瓶装水使用的PET对环境带来的危害；第二是瓶子填埋或焚烧所引起的额外费用并会释放一些环境毒素；第三瓶装水的碳足迹高，包装材料的生产和瓶装水的运输需要消耗大量的石油，由此造成能源与石油的大量消费。第四是优质好水往往位于经济较不发达的地区，瓶装水生产商为了获取更多的经济效益，往往无序地、过量地开采当地水资源，造成当地水资源枯竭、生态被破坏、地下水位下降，有时对当地的消费者的生活带来严重的影响。

二、家庭净水器和小区自动售水机的安全

氯气在使用了百年之后，氯气等卤素与水中有机物作用产生的消毒副产物，已经超过了百种，其对人的危害性也逐渐被人们所发现，有些物质具有很强的致癌和致突变性。人们对健康和长寿的追求也对自来水的水质提出更高的要求，不再满足仅仅安全饮水，希望更有利于健康。另一方面，由于城市化的进程的加快，高层建筑不断地增加，有些采用二次供水设施由于种种原因出现了二次污染的问题。有些居民的水龙头里出现铁锈、红虫、浑浊、水垢、异味和异臭等现象，污染严重时，还影响了居民的健康。

在全世界范围内，寄希望于大型供水系统能提高自来水的水质达到健康饮用水的目的，在相当长的时间内难以实现。作为家庭自我保障的措施之一，可以采用家庭净水器对自来水进行深度处理。我国许多城市的社区安装的自动售水机与家庭净水器的功能近似，仅是制水量较大，因此一并在这里讨论。

（一）什么是家用净水器

所谓家用净水器就是对自来水进行深度处理的饮水装置。家用净水器开始于20世纪50年代，到70年代开始流行，一直持续至今。特别是在20世纪美国首次发现自来水中存在着消毒副产物开始，作为一种家庭自我保护的装置，美国许多家庭开始安装和使用，市场占有率高达70%~80%。根据2017年奥维云网的数据，2017年净水器市场零售额达到270亿元，同比增长32.9%。

（二）家用净水器常见滤材的类型

目前我国的家用净水器品种繁多，功能各异。按进水方式分，可以分为

间接式和直接式。所谓间接式净水器，其进水的方式要依赖于人工将水倒到净水器中；而直接式净水器则是与自来水管道相连接，饮用多少水，生产多少水。

在各种净水器中所采用的滤材按照功能分，常见有以下几种。

1.以过滤为主

（1）微孔过滤膜　主要截留微粒等污染物，达到净化的目的。

（2）超滤膜　大部分是多孔膜，可以将水中细菌和一些大分子的物质从水中分离出来。所谓的超滤是以压力为推动力，超滤膜的微孔的孔径大致在$50 \sim 10000 \text{Å}$（$0.005 \sim 1 \mu m$）之间，因此超滤膜的分离过程常被看成是一种单纯的物理筛分过程，然而在膜分离过程中，反渗透、微滤和超滤三者之间没有存在明显的界限，而是相互重叠。

（3）反渗透膜　反渗透膜可以从水溶液中分离出去$0.3 \sim 1.2 nm$大小的溶质分子，对水溶液中除了氢离子、氢氧根离子外的其他无机离子的去除率高达98%。因此对于病毒和一些有机物具有很高的去除能力。用反渗透膜生产出来的水通常称为纯净水。由于水中矿物元素含量极低，属于软水范畴，对人体的健康带来潜在的危害。

2.以交换为主

（1）软化为主的　在家用净水器中最常见的是软化除盐用的离子交换树脂，属于 Na 型强酸性阳离子交换树脂，一般树脂母体为苯乙烯系。主要是用钠离子交换水中的钙和镁离子，降低水中的硬度，当饱和后用食盐水再生，但是水中的总的含矿物总量并没有降低。

（2）KDF　美国KDF液体处理公司生产的KDF过滤介质是一种高纯度的铜锌合金，其中KDF55是50%的铜和50%的锌的组成的合金，当这种材料与水接触后会与水和水中的杂质产生氧化还原反应。该材料在1980年发明之初，就发现了这种材料也具有很好的去除游离余氯效果。水中游离氯的去除是通过电化学（氧化和还原）反应完成的。

3.以吸附为主

常使用活性炭吸附剂。常用于吸附水中的有机物、色、嗅和味，特别是吸附水中的余氯。根据活性炭的原料的不同，分为果壳、椰壳、木材、磺化煤等类型。在家用净水器中主要使用的椰壳或果壳这两种含碳的原料制成的活性炭。根据加工的工艺，可以分为载银和非载银活性炭。活性炭的强吸附性能与它具有巨大的比表面有关，活性炭用于水处理时，对于污染物的吸附有两种方式，其一是物理吸附，其二是化学吸附。活性炭可以有效地清除水中的游离余氯，改善水的口感。

4.消毒为主

（1）紫外线 在净水器中最常见的是采用紫外线消毒，其最主要的特点是：①能灭活大多数的病原体；②消毒过程反应过程是物理反应，无毒性、蓄积性毒性和腐蚀作用；③操作简单；④消毒所需要的时间比较长。

（2）臭氧 在净水器中臭氧的使用受到一定的限制，但是广泛用于工厂化的水处理。除了杀灭水中的微生物以外，还可以除去水中有色和有味的有机物。正是由于它的刺激气味，所以在净水器中使用时，受到限制。

（3）碘及碘树脂 碘属于卤素消毒剂，消毒主要是依赖碘的本身，它可以直接卤化菌体蛋白，与蛋白质上的氨基结合，使得菌体蛋白质和酶受到破坏，微生物因为代谢机能发生障碍而死亡。在水中可以直接用碘来消毒，碘有很强的特征性味道，往往难以被消费者接受，在净水器中无法使用。在水处理上常见的是碘离子交换树脂。它是将碘载在非溶性的强碱性阴离子树脂上，可形成一种性能稳定、消毒效果好的三碘化季铵盐树脂消毒剂，它属于一种接触性消毒剂，可以过滤消毒水用。

（三）家用净水器的选购

净水器虽然有很多优点，但是，面对市场上众多的净水器，如何才能选购一台真正符合滤净需求，能为我们提供健康饮用水的净水器呢？

1.看厂家 我们在购买净水器的时候，必须认识到产品质量的重要性。生产净水器的厂家必须取得上级卫生监督部门的卫生许可证，经过技术监督部门鉴定，符合国家的《生活饮用水水质标准》。我们也可以通过有效途径来查实厂家的存在，以及相关证件和有关产品的批件和报告，以防假冒伪劣产品。

2.看安装 净水器就是使水净化的一种设备，目前市场上比较普遍的多为物理性过滤的净水器。净水器的外形有许多种，一般分为家用普通型和高档型，从外观上来看，净水器可谓是琳琅满目。净水器的颜色有金色、银色和白色等，其中最普遍的是银色和白色，而净水器的形状也各不相同，我们可以随意选择一款自己喜爱的造型优美的净水器。需要注意的是，对于精装修的厨房，要想在总水管处安装净水装置，一般只能放置在水槽的下方，而且要尽量选择那些安装简便、不需改变水管走向的净水器。

3.看性价比 产品在性能上和价格上是呈对比的，产品的好坏往往在性能和价格上有一定的关系，目前市场上销售的净水器种类和品牌很多，宣传的作用相似而价格差异较大。在选购净水器时，要根据家庭的需要，选择性价比高的。不同结构的净水器，其净水效果也不同。较理想的净水器应该可以过滤掉水中的杂质，达到直接饮用的效果。另外，我们可以根据厂家的实力和性价比来断定产品的好坏。

净水器结构不同，净水效果也不同。一般来讲，一级过滤净水器结构简单，以活性炭为主，其过滤能力有限，只能用做粗过滤使用，过滤的水最好加热烧开饮用。一级过滤的净水器多数属于低档净水产品。多级过滤净水器有两级粗滤和一组精滤，且精滤多采用中空纤维滤芯，过滤的水可以直接饮用。多级过滤净水器属于中档净水产品，目前家庭使用较多。反渗透纯水机的净水效果最理想。它有三级前置过滤，一级反渗透膜精密过滤和一级后置过滤。过滤的水无细菌、病毒、重金属、农药、有机物、矿物质和异色异味，是一种纯水，无须加热即可饮用。这类反渗透纯水机属于高档净水产品。

4.看滤芯　净水器的净水原理充分体现在滤芯的效能上，从净水器的总体功效上来说，滤芯扮演着绝对重要的角色。要想安心地享用纯净、高品质的饮用水，在选购净水器时，不能忽略滤芯在过滤水时所展现的效能。

目前，在市场上销售的净水器大多采用微孔陶瓷、活性炭过滤、膜分离过滤等方式来净水。陶瓷滤芯净化原理与活性炭类似，不过相对过滤效果好、寿命长，但也不能完全祛除细菌；活性炭过滤型是采用活性炭吸附再加消毒的方法，但活性炭的吸附能力有限，并且吸附能力随着处理水量、使用时间的增加而降低，需要及时更换滤芯；膜分离过滤型，主要有微滤、超滤、精滤和反渗透等过程。这种类型在超滤滤芯 $0.01\,\mu m$ 的基础上，采用不同的前置过滤技术，能分别达到去氟、除锈、磁化、矿化等目的，祛除水中的微生物和病毒，并有效保留水中有益人体的矿物元素，从而使水清爽甘醇，没有任何异味。在无需外加压力的情况下，提供持续健康的饮用水。

5.看使用期限　消费者在购买净水器时，应该注意产品过滤材质的使用期限，因为净水器的过滤材质不是无限期使用的。有的产品通过优秀的设计和领先技术，滤芯可以实现冲洗与反冲洗，大幅度地延长了净水器的使用寿命。

6.看售后服务　现在除了在质量方面有要求之外，更重要的是售后服务，尤其是对家用净水器或市面上出现的纯水机来讲（要考虑到及时上门服务换滤芯或测水质），有专门的售后服务中心也非常重要。

（四）家用软水器的工艺特点及选择

自动软水器的主要原理是用钠置换水中的钙和镁，降低水的总硬度。出水中钠含量增加，而钙、镁离子含量降低。因此软水器主要用于清洁、洗浴等方面，降低了水的硬度可以减少清洁剂的使用。软水器功能单一，去除水中的污染的能力较弱，处理后的水中钠含量增加。因此不适于作为饮水。我国常用的软水器使用钠来置换水中的钙和镁，其树脂的再生需要使用氯化钠，容易造成大量的钠排到环境中，因钠对环境也是一种污染。有条件的应使用钾盐作为再生材料，以减少环境的污染。

三、家庭饮水机的选择与清洗

（一）家庭饮水机的选择

饮水机是一种水电并存的电器，现在市场上饮水机的品牌众多，外观也是琳琅满目，所以选择一台好的饮水机不是一件容易的事，那么如何选购一款称心如意的饮水机呢？

1.看品牌 在选购饮水机的时候，不要只是注重外观和价格，而是要注重品牌。大品牌的饮水机涉水部件全部采用国家认证的食品级材料，不会产生重金属污染。但是，有些杂牌和小品牌产品，为了追求利益而降低成本，采用非食品级材料，如工业塑料等，如果与水接触，就很可能向水中释放重金属等有害物质，严重危害我们的健康。

2.看认证 在选购饮水机时，还要认准产品是否已通过了两个认证：一是中国电工产品安全认证委员会的CCEE产品认证，主要保障产品的电器安全性能；二是卫生许可批件，主要用来保障卫生性能。凡是没有这两个认证的产品都存在安全隐患，请不要购买。

3.看外观 在选购饮水机的时候，对外观的检查也是必不可少的。当机型确定后，应着重检查箱体表面，如喷塑件、塑料件应平整光亮、色泽均匀、无褪色、无裂痕、无划伤、无起泡、无变形等。

一般来讲，塑料件表面应光滑平整、色泽均匀。色泽粗糙无光，偏黄的塑料一般是回收料，回收料容易变色和产生污染。

另外，为了检查机壳设计是否合理和牢固可靠，可以将装满水的瓶子插到聪明座上，观察机壳在瓶子冲击力和压力下的状态。如果没有变形现象，各板之间的连接缝没有出现拱直或内陷，手感平整，那么，说明这台饮水机机壳结构牢固，耐冲击机械性能好。

4.看类型 桶装饮水机：这种饮水机一般结构简单，价钱也不贵，无须需滤芯，通常都有加温，有的还可以制冷。所谓制冷，当然与冰箱、空调的原理不同，其用的是半导体制冷。制冷功能在夏季时有用，不妨可以考虑。选购时要注意产品的卫生性能，防止二次污染。

5.看功能 从功能使用考虑选购饮水机，如果夏季使用率较高，且又喜欢冷饮者，则应购买冷热饮水机；如果不喜欢用饮水机调制冷饮的，日常只用于泡茶和冲咖啡，购买一台温热饮水机就可以了，既实用又经济。

（二）饮水机的清洗误区及清洗方法

随着人们饮水方式的改变，饮水机已经走进千家万户。据统计，全中国市场拥有量超过一亿台。但是，饮水机的清洗问题是一个很大的卫生隐患，常常会被使用者忽略。如果饮水机长期不清洗，机内的储水胆就会滋生严重危害健康的细菌和病毒，沉积污垢、重金属，甚至滋生红虫，造成水的二次污染。

四、个人饮水保障——选择水杯

在日常生活中，我们往往在注意水安全的时候，却常常忽略了水杯的安全性。其实，关于水杯的选择和使用是有很多学问的。

（一）不同材料水杯的安全性

1.塑料杯 塑料属于化学高分子材料，而多数高分子化学材料对人体的健康有害。用塑料杯装开水和热水，塑料中有毒的化学物质更易释入水中。另外，塑料的表面看似光滑，实际从微观构造来看有很多孔隙，孔隙中易藏留污物，塑料杯洗不干净，甚至易发黏发涩，而不好的塑料杯则多有异味。在购买时要注意看塑料的标号是否是食品级的。

2.玻璃杯 玻璃是无机硅酸盐类烧结而成，不含有机物化学物质，而且玻璃杯易清洗，所以用玻璃杯是最为安全的。

3.陶瓷杯 陶瓷杯的内壁通常涂有一层釉，当涂釉的杯子盛入开水或酸、碱偏高的饮料时，彩釉中铅元素及其他重金属容易析出，从人体的健康。所以，陶瓷杯最好选用本色杯，而不选用内壁五颜六色的彩釉杯。

4.功能杯 功能杯是指在加工时加入一些功能材料，从而改变水的微观物理结构，使水呈现一定功能作用的水杯。目前，功能杯主要有三大种类，一是磁化杯，二是能量杯，三是富氢杯。

（1）磁化杯　国内外有很多医学报道说，通过磁化杯获得的磁化水对人体健康和某些疾病的治疗有一定的作用。但是，不是所有的磁化水对人体的健康均有好处，有的甚至会有害处。我们知道，磁铁分为正极与负极，正极磁铁处理的水不宜多喝，负极处理的磁化水才能增进人体的健康和改善人体的生理功效。但我们日常的磁化杯通常采用普通的磁铁，其正负极不分，因此，对于人体健康和生理功能改善的成功概率只有50%。所以我们必须选用单极磁铁（饮水采用负磁）的磁化杯用。

（2）能量杯　能量杯是指选用远红外材料（多为稀有元素组成的非金属晶体矿岩）制造的杯。远红外材料所释放的能量可以击破水分子簇（团）之间的氢键，使水呈现小分子团状态，这种小分子团水易被人体细胞吸收，能更有效地参与细胞内所有的生命代谢活动，从而增强人体的代谢力、免疫力、适应力，改善人体的生理功能。

（3）富氢杯　目前在市场上有各种各样的富氢杯。最为常见的富氢杯工作原理有两种。其一是用纯净水电解制氢，通过盖紧杯盖使氢气加压溶解到水中，形成许多纳米颗粒气泡，聚集在水中。这种富氢杯最大的特点是电解用水与饮用水无关。避免了水在电解的过程中容易产生一些臭氧或次氯酸等物质，提高了水的安全性以及电解槽的寿命。其二是饮用水通过电解槽电解，电解槽中间隔膜允许一些离子通过，因此这种富氢水杯对电解后的水 pH 改变较小，杯内水负电位较低。有些电解槽的隔膜离子的通透性不同可能会产生的一些臭氧或次氯酸的含量。如果长期使用矿物质较高的水，在电解槽的极板上容易形成水垢而影响了使用寿命，因此这类的富氢杯需要用柠檬酸定期清洗。

（二）水杯使用安全提示

（1）不能饮用杯中的隔夜水。存放时间长的水易老化，同时易受微生物的污染。

（2）茶杯要经常清洗。因为茶存放时间较长时，茶中有些成分和水中的铁元素等起反应会形成茶垢。

（3）固定专用饮水杯。杯子是疾病交叉传染的介质，外出时最好自带专用杯，尽量少用公用水杯，或采用一次性消毒杯，以减少病菌感染的机会。

第五节　社区自动售水机的安全

　　近几年自动售水机发展迅速。用户只要投入硬币，自动售水机的水管便能流出可以直接饮用的生水。自动售水机只经过几秒钟的过滤，整个生产过程没有任何的检测和监督。据调查发现，各个自动售水机的出水质量相差甚远。有些售水机上仅标注了溶解性总固体和pH两项指标，卫生学指标均未标注。自动售水机多是物理方法截留细菌，其实并不能完全达到杀菌，就算所出的水符合标准，但盛水容器多次使用是否经过消毒处理，装罐过程不是在无菌的条件下，消费者取水时极易受到污染以及交叉污染，因此购买的水最好煮开了喝。

第六章　科学饮用

导读

由于每个人的体质状况、不同年龄及性别生理状况不同，再加上不同质的水特性，所以科学饮水要因人而异、因时而定。

科学饮水包括三层含义：饮水量、饮水水质及饮水方法。

我们应当从小养成良好的饮用习惯，即要主动喝水；不能等渴了再喝水，尤其在脱水环境下要及时补水；要喝安全、健康、天然的新鲜水。

饮料不等于饮水，饮水是补水过程，喝饮料是脱水过程。水是必需品，饮料应选择性地喝。

饮水水温不能太烫或太冷，最好在20~40℃之间，接近人体体温为宜。根据每人习惯科学选择与水相关的饮品。

第一节　一般情况下的科学饮用指导

一、饮水误区

科学在进步，人类对水的认知却在退步，甚至存在很多误区和盲区，主要表现在以下几点。

- 饮水是为了解渴

现在很多人只知道渴了就要喝水，喝水只是为了解渴，对于水对人体生命孕育和人体健康的关系以及好水的营养生理功能和保健功效的深层次认知却很少。其实，喝水不仅是维持生命需要，更是提高生命活力的需要。

- 口渴时才喝水

口渴是人体缺水的一种信号。但应提出，口渴表示身体出现了脱水，当感到口渴时再补水已经晚了。还有一些人渴了也不喝水，而是忍着，这样会造成人体处于长期脱水状态。可以说都是一种不良习惯。

生理学家认为，只有大脑中枢发出需要补充水的信号时，人才会有口渴的感觉。因为人感到口渴时，体内的水分已丧失2%~5%，此时可能出现心烦和少尿等身体不适。有研究表明，当人们无感脱水（脱水2%）时，人们这时没有渴感，但是我们的心血管会对于这种脱水产生反应，发生心血管内皮功能的损伤。当体内水分散失5%~7%，会出现皮肤起皱、幻觉、狂躁、甚至发生轻度昏迷。超过20%就有生命危险。如果非要到口渴时才去喝水的话，犹如土地龟裂时才去给庄稼浇水，为时已晚。应该养成良好的饮水习惯，经常饮水，少量多饮，让人体水分常处在良好水合状态。

- 只注意水的安全忽视水的健康，把安全水等同于健康水

安全水和健康水是不同的科学概念。安全是健康的前提，但不代表健康。安全水只是维系生命安全的作用，健康水是可以提高生命活力即提高生命质量的作用。不是所有水都能提高生命活力。

- 水喝的越多越好

我们提倡多喝水，保证每日有足够的饮水量，但喝水也绝不是越多越好。我们讲科学饮水主要是喝水要适量，也不能过多。尤其是患心脏病、肺病、肾病的人喝水量更要注意控制。长期饮水过多，导致肾脏超负荷工作，易出现肾功能受损。炎炎夏日，如果你在一边出汗一边大量饮水时，发现自己有无力、头痛、呕吐等症状，那你的身体在告诉你，你很有可能"水中毒"了。因而，饮水也不能过量，人们只要维持正常的水合状态就可以了，没有强有力的数据显示，过量饮水对人体的健康有益。

- 把饮料当成饮水

喝水是补水过程，喝饮料是脱水过程。尤其是婴幼儿、老年人、孕妇更应少喝饮料。人们长期喝饮料易形成厌食、厌水，会形成人体营养失衡和人体慢性脱水，尤其引起脑细胞脱水，引起脑的认知能力降低。

- "溶液"不同于"溶剂"和"溶质"

溶液是由溶剂和溶质构成，水的营养生理作用是指水溶液作用，人类进化300万年来喝的都是水溶液。现代人存在两种情况：一是强调水的溶剂作用，水越纯越好，忽视水的溶质（即水中矿物质）作用。另一种是过多强调溶质作用，认为水中溶质越多越好，忽视水的溶剂作用（即水本身的结构、波动、能量等作用）。

● 冬天可少喝水

有的人认为冬天出汗少，体内不缺少水，补不补水无关紧要。虽然冬天显性出汗并不多，天气寒冷且干燥，有无感脱水，并且冬季气候干燥，室内取暖、睡热炕等均会增加体内水分流失。所以，冬天要养成定时定量喝水的好习惯。

● 纯净水泡茶好

喝茶也是一种补水。自古以来，人们就认为，好水配好茶。现在，很多人认为纯净水泡茶好，纯净水干净，但不含矿物质。据北京公众健康饮用水研究所多年来的泡茶研究证明，纯净水不是最理想的泡茶水。纯净水好处是干净、污染少，但纯净水不含任何矿物质，沏茶时溶解在茶汤中的茶氨酸含量较少，而溶出的茶多酚含量相对较多，造成茶汤苦涩。用纯净水沏茶，由于有效成分析出的较少，使人产生纯净水不耐泡的感觉；硬度过高的水泡茶效果也不好，矿物质含量过高则与纯净水反之，茶氨酸析出多而茶多酚析出少，茶汤的香气不足，色泽差。用纯净水沏茶时，茶汤的总抗氧化性远远低于矿泉水。不同的茶应选择不同的水。一般讲，泡茶水要求天然、没有污染、硬度适中或偏低（水硬度在50~100ml/L为宜），活性高（水分子团小）。

二、哪些水不能饮

● 污染水不能喝

各种饮用水一旦受到有机物、重金属、微生物等有毒、有害、有异味物质的浸入均不能作为饮用水而饮。其中各种饮用水产品在贮存、运输及各种饮水设备用具接触中也易受到污染，最易受污染的是微生物（细菌和藻类）污染及硝酸盐（含氮物质）超标，一旦从外观上出现絮凝物质或者水中有一些异味，均表明水受到污染就应小心饮用。不能直接生饮没有经过净化及消毒的天然水（井水、矿泉水、山泉水等）。

● 死水不能饮

衰老水、老化水、千滚水、贮存时间过长的水均称为死水，即失去生命活力的水。用死水浇花花长不好，养鱼鱼养不活。死水会降低人体的生理功能，降低人体的新陈代谢能力，常饮死水对人体健康不利。若水放置的时间过久，由于水分子团的相互聚合作用会聚集成大分子团，矿物质也会发生沉淀作用，溶解氧散发出去，从而丧失了"年轻态"而变得衰退、老化、活力失去。"千滚水"就是在炉子上沸腾了很长时间的开水，还有饮茶时在电热水器中反复煮沸的水。但如果反复煮沸，势必使水有害物质浓缩，使得那些有害物质的浓度升高。老化水、死水贮存期越长，水的活力明显降低。未成年人常饮此种水，会使细胞新陈代谢明显减慢，影响生长发育；中老年人若常饮老化水，会使身体本已开始衰退的进程加速。老化水贮存时间长还会受到亚硝酸盐成分的污染。饮用含亚硝酸盐含量高的水会引起中毒、头晕、脑胀、心悸和呕吐等症状，因为亚硝酸盐进入人体胃中会形成亚硝胺，亚硝胺是致癌物质。

- 过硬的水不能喝

水的硬度是指溶解在水里的碳酸钙镁的总含量。水中钙、镁等矿物质的含量越大，水的硬度也越大。饮用水质过硬的水，水硬度超过500mg/L，会影响胃肠道的消化、吸收功能，引起消化不良或腹泻。长期饮用硬度过大的水，会引起泌尿系统的结石病（如肾结石、膀胱结石等）的发生率增高。但过软的水也不好，适宜总硬度在30~200mg/L间的水为宜。

- 医疗用水不可以当大众饮用水

目前市场上一些名为功能水水产品是指对一些疾病有预防疗效作用的水，严格地说，这些都属于医疗用水，不能作为正常人群的饮用水，不宜作为生活饮水大量饮用。功能水必须在医生指导下饮用，而且饮用量要有所控制。

三、饮水时间表

喝水不像吃饭一样有严格的时间表，应该遵循"主动喝水、不要等口渴了再喝水"的喝水原则，但每天早晨一杯水不能少。下面所列的饮水时间供大家参考（表6-1）。

表6-1 饮水时间表

时间	饮水量与作用
6：30	对爱睡懒觉的人来说，这时间还没有起床，但可根据自己的起床时间做出调整。睡一个晚上后，水分蒸发、排汗后身体已经缺水，起床后随即喝350ml的水，可帮助身体排出毒素
8：30	早晨起床到办公室这段时间，时间往往很紧凑，无形中身体会出现脱水，因此到办公室后，先倒一杯至少200ml的水，分几次次慢慢饮下
11：00	在冷气房里工作一段时间后，别忘记给自己再倒一杯200ml的水，分几次慢慢饮下，补充流失的水分，缓解紧张的工作节奏
12：30	用完午餐已经半小时了，喝水不宜多，几口即可，可以帮助消化食物
15：00	可以喝少量的淡茶水或者淡咖啡提神，也可以喝上一杯200ml的天然矿泉水，补充身体所需的水分

续表

时间	饮水量与作用
17：30	就要下班了，在离开办公室之前，可再喝一杯 200ml 的水，增加饱腹感，回家吃晚饭自然不会暴饮暴食，让自己饭后后悔莫及
22：00	睡前半小时至 1 小时，再喝上一杯 200~300ml 的水或者牛奶，让自己尽快进入梦乡，做个好梦

四、喝水的温度

研究显示，如果人在出汗很多、感到很渴的情况下，不顾一切地喝凉水或冷饮，结果只会越喝越渴，造成反射性出汗，使体内失水率增加对身体健康危害很大。大量出汗还会导致体内缺盐，引起热痉挛，危及生命。专家建议，想要解渴，正确的做法是应该养成喝温开水的习惯，应尽量少喝或不喝冷水或冷饮。饮水的水温不能太烫，也不能太冷最好在20~40℃之间，接近人体体温为佳。

五、脱水环境应注意补水

脱水是指由于疾病，如腹泻、大量出汗及喝水不足等导致人体严重丧失水分和盐分（钠离子等），从而引起细胞内外液体严重减少的现象。按脱水原因的不同，脱水分为高渗性脱水、低渗性脱水和等渗性脱水。

- 必不可少的浴前一杯水

浴前一杯水尤其在桑拿浴环境中体内水分大量损失，更应主动饮水，患有心血管病、血压高的中老年人应当少洗桑拿浴。由于沐浴后毛孔扩大，排汗量增大，人体内水分减少得快，沐浴前喝水可确保沐浴过程中，体内细胞仍然得到充分的水，更能促进新陈代谢，使肌肤柔嫩，防止皮肤干燥、发皱。

- 在空调环境中比平常更要多喝水

在有空调的环境里，空气的相对温湿度比一般情况要低得多。时间长了人很容易脱水，尤其含水量多的脑细胞更易脱水。若一旦脑细胞脱水，在空调环境中久了，人脑容易疲劳、思想不集中，记忆力下降。工作效率低。因此在空调环境下工作的人一定养成多喝水、主动喝水习惯。

- 日光浴前后多饮水

阳光照射后，皮肤及其皮下组织血流量会明显增多，加上通过加温出汗增多，相应地血液中有效血容量相对不足，容易造成脱水甚至晕厥，尤其是年老体弱者，需要及时补充水分，避免脱水。

● 喝咖啡应多喝水

生活中有些人渴了累了就喝咖啡来解渴提神。实际上喝咖啡虽然会感觉解渴了，却会使体内的缺水状况加剧。咖啡具有利尿作用，喝咖啡所摄入的水，远远低于咖啡利尿作用所排出的水。每喝咖啡6杯（含咖啡量约12g），除6杯中的所有水会迅速排出体外，还可增加尿量500~1000ml。从而失水可使体重下降0.5~1kg；由于咖啡中的兴奋剂作用，即使体内缺水也不觉得口渴，日复一日，即可能出现慢性脱水。因此，喝咖啡一要适量，二要补足因喝咖啡丢失的水分，这样才有利于健康。

● 长时间乘飞机注意补水

一般来讲，飞机在高空飞行时，机舱内的空气干燥，湿度较小。研究数据显示，最适宜人体的空气相对湿度为60%~70%，而飞机舱室内的空气湿度只有15%~20%，人体通过皮肤和呼吸就可以丧失1000~1500ml水。

如果乘坐飞机的时间在两小时以内，失水不会太多，但如果乘坐飞机的时间在两个小时以上，尤其是超过六个小时，人体失水量较大，此时就应及时补水。另外，在飞机上所供应的饮食含有丰富的蛋白质、脂肪和盐，这些物质在消化和代谢过程中要消耗大量水分，如1000kcal的能量需要1000~1500ml的水才能代谢出去，所以，乘坐飞机时，最好多喝水。

需要提醒的是，乘飞机时，最好别喝咖啡、果汁、碳酸饮料等饮品。因为喝太多的咖啡会使人的状态过度兴奋，并导致失眠、焦虑，加重缺水造成的疲劳，使人更加疲惫不堪。而大多数的果汁，都是经过加工处理的，其维生素和无机盐的含量非常有限，而且会含有糖、色素和防腐剂，喝多了同样不利于缓解体内缺水的状态。我们都知道茶水有利尿的作用，喝浓茶反而会缺水，因此茶水不宜过浓。另外，喝碳酸饮料不但不能补水，而且还会缺水，这是因为碳酸饮料中同样含有大量的色素、添加剂、防腐剂等物质，在体内代谢时反而需大量的水分，而且可乐等饮料有咖啡因，有利尿的作用，会促进水分的排出。所以，乘坐飞机时补水，建议最好选择矿泉水、淡茶水或温开水，因为这几种水中含有天然的钾、钠、铁、镁等多种无机盐能及时补充人体因缺水而导致的电解质紊乱。

六、防止暴饮

饮水和吃饭一样，要细品慢咽，不能暴饮。尤其夏天或运动之后大量出汗时，不能求一时痛快而暴饮。暴饮起不到补水作用，反而会造成脱水。在短时间内过量饮水，会增加心、肾等脏器负担，打乱人体正常的生理调节能力。尤其在严重口渴情况下，饮用低矿化度水或纯净水，易成体内电解质平衡失调，出现低渗脱水，从而发生水中毒。一般来讲，在运动中容易大量出汗，运动时每隔30分钟补水150~250ml最好，在运动前15分钟补水300~500ml，大运动量后应补充一些电解质饮料，水中要含有一定的糖、钠、钾、铁和一些氨基酸类物质。

第二节　不同人群的饮水特点及指导

一、老年人的饮水特点

目前，根据2010年我国第六次人口普查，中国人均寿命已达到了74.9岁。人均寿命的提高，预示着老年人口比例增高。2015年60岁及以上人口达到2.22亿，占总人口的16.15%。按国际标准，如果60岁以上人口所占比例超过10%，或者65岁以上人口所占比例超过7%，这个国家或地区即进入老龄化社会。所以，中国已经进入老龄化社会，研究老年人生理特点、喝水与老年人的健康关系和饮水习惯与行为，刻不容缓。

（一）老年人生理特点

人从出生到衰老过程是一个脱水的过程，特别是肥胖者更是如此，所以老年人常处于血液循环容量不足的边缘状态，另外老年人的感觉器官减弱，往往出现脱水时，还没有感觉。如果一旦出现水和钠的丢失，就容易发生休克。另外老年人的肾脏功能减退，特别是患有慢性心、肾疾病的老年人，肾脏重吸收功能减退，如果有一些轻微的水及电解质平衡失调等原因，就会引起老年人的水和电解质的紊乱。随着肾功能的下降，导致多尿，尿液较稀和肾的浓缩功能降低，使水和电解质排泄多，另外老年人动作迟缓，所以很多老年人不敢喝水，怕上厕所，进一步加剧了脱水，更容易发生脱水和酸中毒，肾的代偿功能障碍。

（二）水是中老年人健康长寿的补药

有许多老年人不喜欢喝水，他们的理由往往是"不渴何必喝"或者"喝水多了上厕所很麻烦"等。尤其是老年人肾功能的衰退，容易出现尿急、尿频，使得很多人减少自己的喝水量。进入老年后除了肾脏和泌尿系统功能衰退外，其他的功能也同样衰退，比如每日的食物的摄入量减少，消化能力降低，造成许多老人出现营养的负平衡，从饮食中摄取和吸收到的各种营养物质减少，而排出量则增加。有许多的慢性病开始发生，每天吃的药物或一些保健品也逐渐增加。所有的药物或保健品都需要在水的参与下完成的。因此每日充足的优质饮水，不仅补充人体所需要的矿物元素，而且促进废物的排出和机体营养物质和药物的代谢。专家建议老年人的每日饮水量要高一些，每天至少2000~3000ml的水。

如果中老年人没有及时为身体补充水分，不仅使尿量减少，还会使皮肤功能减退，汗腺分泌减少，进而影响到体内代谢产物的排泄，造成有害物质在体内蓄积，使人体出现慢性中毒。这种慢性中毒的危害相当大，它可损害多个器官和多种组织。

血液黏稠度过高是引起心脑血管栓塞的重要原因之一。主要原因就是体内缺水。中老年人体内水分易流失，其中夜间失水最为严重，这会导致血小板凝聚力和黏附力加强，血液的流变性降低。另外机体矿物质摄入量的减少，特别是镁含量的减少，身体内废物的增加，使得血管内壁完整性降低，造成了大量的斑块（栓塞）。另外血管的弹性降低，脱水时更容易发生血栓，包括心梗、脑梗等。

人眼内的液体含量较高，在机体缺水时会发生生化改变，引起晶状体浑浊而导致视力下降。资料表明，发生过急性脱水的老年人，患白内障的概率就会增高。

（三）老人饮水注意事项

- 老年人一定要记得及时补水，千万不能等到口干再喝水。随着年龄的增加，老年人各种器官功能逐渐减退，就会出现身体缺水却不"口渴"的现象。年老后，随着器官功能的衰退，大脑的口渴中枢神经不如年轻时那样敏感，及时身体缺水也不会感觉到口渴，即口渴的感知能力减弱。另外老年人往往每日摄入的药物较多，大多数药物都需要水参与代谢，所以老年人更要养成主动喝水的习惯。

- 老人在一些特殊环境下要注意补水，例如洗澡前后要注意补水，睡觉前应养成喝水的习惯，在半夜睡醒时也要适当的补一些水，特别在夏季或在空调的环境下更要注意补水。

- 老年人饮水最好少量多次，不宜暴饮。老年人身体的调节能力减弱对外界环境的适应力差，如果一次性的暴饮，特别是纯净水，容易造成身体水和电解质失调，而引起水中毒。

- 老人也要警惕饮水过度。患有肾病、肺心病的老年人更要注意。

- 喝茶有益健康，但老人要有所禁忌，应该讲究"早、少、淡"。早上喝茶好；喝茶要少；茶淡才健康。茶叶中含有咖啡因，对心血管和心脏有刺激作用，如果摄入过多或过浓，容易刺激心脏跳动过快，咖啡因又是利尿剂，摄入过浓的茶水，容易引起尿多，反而出现脱水的现象。

- 中老年人最好选择安全、健康的天然好水，例如天然矿泉水、雪山冰川水等，水中污染物少，其生物活性比一般自然水要好，容易被细胞所吸收，有效地促进新陈代谢，增加细胞的血红蛋白含量，改善机体免疫功能。

- 中老年人不宜长期喝纯净水。如果长期喝纯净水，不仅不能补充钙、镁等微量元素，体内已有的无机盐也会被排出体外。

- 老年人早晨一杯水，睡前一杯水不能少。三餐前1小时，上下午间隙都应该喝一杯水。

此外，专家提醒，为了健康长寿，中老年人要养成即使口不渴也要每天养成喝水的习惯。从食物、饮料、水中摄取水的总量女性为1800ml左右，而男性约为2500ml左右。当然身体患有肺心病、肾病、免疫性疾病的人除外。

二、孕妇饮水特点

从女性想要宝宝的那天起，便与水结下了不解之缘。精子与卵子结合成为一个单细胞后，这个细胞就要不断地分裂直到胎儿分娩，分裂的次数总共可达一百亿次之多。从受精卵到胎儿出生，细胞的每次分裂都离不开充足的水分，否则胎儿的生长发育就会受阻。总之，从受精卵在子宫着床的那一刻起，水便参与了受精卵的生长、发育、分娩等一系列过程。因此，准妈妈必须在喝水上下足功夫后，才能生一个健康、聪明、可爱的宝宝。孕妇饮水应注意以下几点。

- 孕妇要饮用安全、卫生的水，避免饮用各种二次污染的水。

- 孕妇要饮用含有天然矿物质的水，特别要注意水中钙和镁的含量，不宜长期饮用纯净水及蒸馏水，有条件的孕妇最好饮用优质天然矿泉水。

- 孕妇不宜饮用死水，如隔夜的水、反复煮开的水、久置的水，孕妇不宜多喝饮料。

- 怀孕后胎儿的生长需要孕妇增加大量的营养，因此需要大量的水分来吸收和转运胎儿和母体所需要的养分，排出母体和胎儿所产生的废物。在怀孕早期多喝水可以降低血液中引起孕吐的激素浓度；怀孕后期羊水的量相对增加，对水的需求量也增加，其增加量可达40%~50%，喝水时要少量多次饮。一般孕妇喝水量为2000~2500ml，每日总水摄入量应为4500ml，其中包括食物、代谢、水果、饮料等，具体每个个体最好在医生的指导下做适当的调整。

- 孕妇也不宜过量喝水，否则会增加身体水处理系统的负担，恶化妊娠水肿状态。特别在妊娠后期易出现妊娠水肿，为避免水肿更加严重，晚上要少喝水，但全天水的摄入量不能减少。此外，针对孕期水肿，除了可喝有利消水肿的冬瓜汤、鲤鱼汤外，还可控制食盐组分的摄取。

三、婴幼儿饮水特点

（一）婴幼儿生理特点

婴幼儿是生长、新陈代谢最快、最旺盛的阶段。婴幼儿期的生长发育的好坏影响一生的健康。婴幼儿身体中水分占体重70%~80%，是人生中含水量最高时期。按每日单位体重饮水量计算，也是人生中饮水量最多阶段。当婴儿口渴时无法用语言来表达，全靠父母的观察和注意，通常观察婴儿的尿量，有时婴儿不断地用舌头舔嘴唇等可能预示着婴儿口渴了。

以单位体重计算，婴儿的细胞液体交换率是成人的8倍，代谢率是成人的2倍。新生儿的肾脏尚未发育成熟，因此排泄溶质和垂体分泌抗利尿激素加压素的能力有限。健康足月新生儿的肾小球功能要到满月才能发育完全。综合这些因素，婴儿不能充分浓缩尿液以保持身体的电解质平衡。因此更容易发生体液和电解质失衡。婴儿无论从母乳还是人工乳中所摄入的矿物质不能满足其需要量，饮水中含有的天然矿物质和微量元素对于婴儿来讲是至关重要的。另外由于婴儿的生理特点，每公斤体重对水的需求量和吸收率都高于成年人，所以水质和水量十分重要，如果水中的污染物高，则婴儿对其的吸收率也高，造成的危害性也高于成年人，甚至影响孩子的一生的健康。

（二）婴幼儿饮水的选择

- 太"硬"的矿泉水不适合婴儿饮用

有些矿泉水采自地底深处，富含矿物盐和微量元素，这些都是人体所需要的营养物质。孩子处在生长发育的关键时期，正需要补充这些微量元素。所以，许多父母都为孩子选择矿泉水，认为这种水是最适合婴儿饮用的水。然而，医学专家却提出了警示：矿物质含量过高的矿泉水，也会威胁婴儿健康！

对于婴幼儿而言，水中的矿物质含量不宜超过100mg/L，氟0.7mg/L左右，人工乳（牛乳）中含的钠较高，因此用人工乳喂养的婴儿水中的钠要低于20mg/L。若超过这些阈值，就可能对新生儿的肾脏造成威胁。雪水冰川矿泉水硬度适中，适宜婴幼儿饮用。

- 纯净水太"纯"了，不适合婴儿饮用

长期饮用纯净水，会导致孩子缺乏某种矿物质。专家指出，婴儿正处于成长发育阶段，钙的需要量30%来自于水，如果长期喝纯净水的话，这部分的钙来源就没有了。婴儿长期喝这样的水，不仅不能补充钙、锌等微量元素，就连体内已有的矿物质也会被纯净水吸收，随着尿液排出体外，长期喝纯净水婴儿的消化酶分泌受到影响，降低了营养物质的消化和吸收，进而影响婴儿的生长发育，同时对于骨骼的发育不利。

- 饮料不适合婴儿饮用

据调查，婴儿或幼儿喝饮料会比喝水多喝45%~50%，因为婴幼儿都偏爱带甜味的饮品。在市场常见的饮料中含有大量的色素、甜味剂、香精、酸味剂、增稠剂等各种添加剂，这些添加剂对孩子的生长发育危害多多。美国的一项研究表明，儿童的多动症产生的原因之一与大量摄入人工色素有关。饮料中添加的碳酸气或酸味剂对儿童的牙齿生长不利，甚至引起儿童的龋齿，酸味剂摄入过多会引起儿童钙的流失，影响孩子骨骼和牙齿的发育。

还有一类饮料为纯果汁或者浓缩果汁，这类饮料一般不含添加剂，营养较丰富，可以刺激胃肠道消化，还可以促进钙和磷的吸收。但是它们含糖量较高，摄入过多的糖会妨碍孩子的摄食中枢，影响食欲。果汁饮料是高渗液体，它不但不能解渴，而且会越喝越口渴。对于婴儿来讲，果汁饮料太"甜"了，不适合饮用。

此外，一旦孩子养成了喝果汁饮料的习惯，抑制食欲，不愿吃奶，导致营养不良，阻碍正常的生长发育。专家指出，婴儿出生后的头六个月，不要给他们喝纯果汁。婴儿满一岁，才适宜喝少量较中性的天然果汁（例如雪梨汁、苹果汁，以每日25~30ml为宜），而且，最好是由家长亲手为孩子鲜榨水果汁喝。

需要提醒的是，不能让果汁饮料代替一日三餐的正常饮食和饮水。进餐前，父母也不应让孩子喝果汁或饮料，否则会影响食欲。

（三）婴幼儿饮水的科学指导

- 婴幼儿比成人更应要求饮用安全、健康、新鲜的水。

- 预防婴幼儿脱水　婴儿身体缺水有诸多危害，严重者可危及生命。所以，正确辨认儿童的脱水症状并迅速采取有效的措施是必不可少的。对父母而言，弄清没有语言能力的小宝宝是否严重脱水还真是一件不简单的工作。通常，父母通过以下几点观察，便可察觉宝宝是否缺水或者脱水。

（1）观察宝宝的尿液颜色和小便次数　如果每天小便次数约为6~8次，小便颜色清淡不浓，即表示宝宝身体不缺乏水分；如果尿液黄浊，小便次数少于6次，表示身体已经缺水了，应及时补充水分。

（2）观察宝宝的皮肤、嘴唇是否干燥　如果皮肤上出现大量皮屑、无光泽、嘴唇干燥，表示身体已经缺少水分了。

（3）观察宝宝的泪水　如果发现宝宝眼睛比平时更加凹陷，哭的时候没有多少泪水或者根本没有泪水流出来，表示身体脱水。

（4）观察头部软骨　如果发现宝宝头部中央软骨凹陷很厉害，表示宝宝严重脱水。

- 婴幼儿饮水量

根据WHO（1993）的推荐量，5kg的婴儿每天需要0.75L水，10kg的婴儿每天需1L。早产儿和用人工乳喂养的婴儿在4周以内对水的需要高于用母乳喂养的婴儿，然后逐渐下降；而用母乳喂养的婴儿在16周以后到32周饮水量逐渐增加长。与婴儿期相比，幼儿期每天的单位体重水转换率明显降低，但此后的降低速度相对变慢。而水的摄入量与水转换率的降低相关。水平衡的研究数据显示，出生后第1个月与6~12个月时比较，水的摄入量增加了一倍；而在2~9岁期间，水摄入量的增加仅有5%~10%。

- 预防婴幼儿饮水过量

婴幼儿饮水不足对身体发育不利，同样的，饮水过量对身体也有害处。由于婴幼儿的意识不如成年人，喝水量上比较不容易掌控，容易导致喝水过量。此外，婴幼儿水分的代谢系统功能还没有完善，调节和代偿功能也差，容易出现水代谢障碍，其对身体造成的危害，相对成人有过之而无不及。

- 婴幼儿补水时间

宝宝补水也是要讲究时间，在以下这几种情况下，需要注意给宝宝及时补水：两顿奶之间、长时间玩耍以后、洗完澡以后、外出时、大哭以后、腹泻之后、感冒、发烧、炎热干燥的季节。

- 饮牛奶注意补水

许多家长认为婴幼儿每天主食主要是含水量很高的牛奶，所以并不需要补水，这是错误的观点。牛奶是一种富含蛋白质、脂肪、乳糖及钙、磷、维生素A和核黄素等多种营养的高级饮品，也是人工喂养婴儿的较理想哺乳食品。但是，婴儿长期食用牛奶易使体内水缺乏。另外，牛奶中含有多量的钙、磷和钠等矿物质，其中钠的含量约为人乳的2倍，肾脏排出钠时也要带走体内一些水分。

四、青少年饮水特点

学生时期，特别是小学生正在长身体阶段，又要学习科学文化知识，体力、脑力负担比学龄前明显加大。他们的体质水平将直接影响到成年后的健康。

（一）学生饮水存在问题

当前学生在饮水中存在很大严重的问题，主要表现如下。

（1）喝水量普遍不足，学生常年存在脱水状况，影响青少年生长和发育。

（2）没有主动喝水的习惯。

（3）把饮料当成饮水。

（4）学校中饮水卫生与安全不同程度存在问题，尤其是很多偏僻的农村水学校饮水安全得不到保证。

（二）学生饮水特点

（1）按需水量与体重之比，学生饮水比成年人还多。例如一个学生在室外活动时，一天饮水量要至少与成年人饮水量相似。学生在上学前及运动前后应当养成喝水习惯。

（2）学生对于水中有毒物质吸收利用率高于成年人，因此在同样情况下，学生受水污染要比成年人严重，所以更应注意饮水卫生和安全。

（2）学生饮用水中矿物质含量要比成年人相对高。

（3）学生应当少喝饮料和纯净水。

（三）学生饮水需知

（1）保障每天充足的饮水量，避免暴饮，要养成主动喝水的习惯。尤其在课间要及时补水，防止脑细胞缺水。

（2）学生要喝安全、健康的天然矿泉水或净化的优质的自来水。

（3）建议在学校教育中加入水的知识，尤其是医学院校，水与健康关系的教育对未来的医生不可或缺。

五、运动员的饮水特点

（一）运动员水代谢特点

体育运动的目的是使体力（肌肉持久力、爆发力）、技术（敏捷性、灵巧性、适应性）、有长足发展。水是生命之源，水也是一切体育运动的最重要物质基础，科学饮水对于提高运动能力，消除疲劳具有重要意义。体育运动时的人体水代谢和物质代谢、能量代谢一样具有强度大、消耗率高和持有不同程度缺氧等特点。体育运动和重体力劳动不同，运动训练常集中在短短数小时。影响运动员水代谢的因素较为复杂，主要取决于运动强度、运动密度与持续时间，也与运动员的体重、年龄、训练水平、营养状况和外界环境（尤其温度）等多种因素有关。

保持运动员体内水分与矿物质的代谢平衡对获得最大的运动能力具有重要的意义。水分在体内除具有输送养分和代谢废物、组成细胞液、润滑等重要作用外，对调节运动时的体温和保持热平衡也极为重要。剧烈运动时机体产热增加，当环境温度达到人的皮肤温度时，出汗成为调节体热平衡主要或唯一的途径。在短时间内运动员具有出汗率高、出汗集中等特点。运动员的出汗率主要受运动强度的影响。一次大强度运动的失汗可高达2000~7000ml。奥运会（1984）马拉松运动员Aberto Salazar在一次万米比赛时，丢失大量汗液，在终点时满脸盐粒子，体温降至31℃，抬到医院输液6000ml，才挽回一条性命。如不及时补液常会引起脱水、内环境失调和运动能力受损等。因此，运动员比常人更应注意水的及时的补充。

教练员、运动员、营养师应当重视并通晓科学饮水。科学饮水对运动员来说，不仅可以提高竞技能力，而且对运动后的恢复和日常健康起到很大作用。科学饮水不只限于运动员在竞技状态下，而应贯穿整个训练时期、恢复时期及日常生活中。运动员经常处于生理应激状态，有时达到生理的极限负荷，由此会引起体内发生一系列变化，例如能量大量消耗、体内储备的糖原被耗竭、体液大量丢失、神经和精神活动紧张、氧化还原过程加强、除胰岛素外，肾上腺皮质和髓质等激素分泌均增加、酶和辅酶的活性加强、酸性代谢产物堆积等，可使体内的营养素代谢和需要发生变化。科学实验已证实，科学饮水有利于运动时代谢过程和中间反应顺利进行，从而提高人体运动时的机能，并促进运动后的恢复。

（二）运动员科学饮水指导

- 人为的"节水"与"脱水"方法很不科学

有些按体重分等级的运动项目，如摔跤、拳击、举重等运动员必须符合一定的体重级别。于是有的运动员在赛前不得不采取饥饿、高温发汗或服用利尿剂等措施来快速减轻体重。这种不科学的"节水"与"脱水"方法会产生细胞内和细胞外液耗损，降低肌肉耐久力和运动竞技能力，长期限制饮水量不但达不到减重目的，而且会增加体内脂肪沉积，促使肥胖，影响运动员健康。这些方法在国外已被一些运动专业协会所摒弃。

- 运动员严禁饮用纯净水

纯净水（包括蒸馏水），普通人群可以短期或偶然饮用。而运动员不管训练时期还是体能恢复时期，尤其是比赛时期一定严禁饮用。例如，一些马拉松运动员在比赛过程中，暴饮纯净水，造成水和电解质失衡发生猝死的现象，在国内外屡屡发生。运动员在运动状态下，尤其是在高温环境下运动时，大量出汗而容易产生"脱水"现象。这时若大量饮用不含有任何矿物质元素的纯净水，更会加速人体"脱水"。

- 剧烈运动后不可暴饮和洗冷水澡

剧烈运动时心跳加快，肌肉、毛细血管扩张，血液流速加快，同时肌肉有节律性地收缩会挤压小静脉，促使血液很快流回心脏。此时如立即停下来休息，肌肉的节律性收缩也会停止，原来流进肌肉的大量血液就能通过肌肉收缩流回心脏，造成血压降低，出现脑部暂时性缺血，引发心慌气短、头晕眼花、面色苍白甚至休克昏倒等症状。

运动后口渴时有的人就暴饮水或其他饮料，这样会加重胃肠负担，使胃液被稀释，既降低胃液的杀菌作用，又妨碍对食物的消化。而喝水速度太快也会使血容量增加过快，突然加重心脏的负担，引起体内钾、钠等电解质发生紊乱，甚至出现心力衰竭、胸闷腹胀等，故运动员后在运动结束后不可过量、过快饮水，更不可喝冷饮，否则影响体温的散发，引起感冒、腹痛或其他疾病。

剧烈运动后人体为保持体温的恒定，皮肤表面血管扩张，汗毛孔开大，排汗增多，以方便散热，此时如洗冷水浴，会因突然刺激使血管立即收缩，血循环阻力加大，心脏负担加重，同时机体抵抗力降低，人就容易生病。

- 合理选择运动功能饮料

运动功能饮料是专供给运动员的饮料。运动功能饮料是以葡萄糖、果糖、蔗糖等提供热量的原料，另外添加促进糖类代谢和消除疲劳作用的B族维生素、维生素E及无机离子钠、镁、钙等。其中无机离子增加了饮料的渗透压，能及时补充人体因剧烈运动而失去的钾、钠、钙、镁、磷，使人体代谢平衡。

高温、高湿作业的人群饮水特点可参考运动员饮水特点作指导。

六、患病人群的饮水特点

（一）患有帕金森病的人应多喝水及淡茶水

帕金森病，又称震颤麻痹，是中老年人最常见的中枢神经系统变性疾病。帕金森病是一种神经细胞退行性疾病，患者对营养和水分的消耗都较大，如果不能及时补充将会加剧病情的发展。

为此，医学专家认为，帕金森病患者出汗量大，应该多喝水，最理想的饮料是富含无机盐和微量元素的矿泉水和淡茶水。据研究发现，帕金森病患者多喝茶水将有利于缓解病情，因为茶水中的多酚类对神经细胞可以提供很强的保护作用。另外，帕金森病患者除了要多喝水外，还要注意合理膳食和营养均衡。

（二）长期卧床患者应多喝水

有些长期卧床的患者为了不给家人增添麻烦，尽量减少饮水量，以便达到减少小便次数的目的。这种做法虽然使小便次数减少了，但久而久之，就会增加尿路结石的发生率。尿路结石与久卧在床、饮水量少有很大关系。当患者长期卧床时，尿液排出时不如站立时畅通，而从尿中排出的废物也会减少。如果饮水太少，尿液随之减少，废物的浓度随之就会增高，从而容易形成微小结石。尿流不畅还容易诱发尿路感染，尿液中的细菌也可促使结石形成。另外，长期卧床，饮水量少，肠蠕动慢，也是便秘的诱因之一。专家建议，长期卧床的患者在病情允许的情况下，应该多喝水，以增加尿量，从而排出体内的废物。

（三）患有动脉硬化的人应多喝水

当血液循环不佳、血液变浓稠时，红细胞就会黏在一起，这样会产生涡流，使得血液循环不好，最后会伤害血管，因此，需要摄取充足的水分。当血液中的胆固醇和中性脂肪偏高时，就容易发生动脉硬化。多喝水可以使血液中的胆固醇和中性脂肪顺利分解。此时喝含有丰富钙和镁的碱性水的效果最理想，尤其是镁，发挥着十分重要的作用。

（四）便秘患者应多喝水

随着生活节奏的加快，便秘的发病率越来越高，而且患者由老年人逐渐转向中青年人，尤以年轻女性最为多见。专家表示，这与现代生活有很大关系，如生活不规律、工作压力过大、饮食过于精细、饮水量过少等。可以说，引发便秘有多种因素，但其中最根本的原因，就是水和膳食纤维摄入不足。若要排便畅通，就要使肠腔内有充足的能使大便软化的水分。便秘严重的人，只要每天在原来饮水量的基础上再多喝1000~1500ml的水，大多数人在短期内就会有明显的效果。一般饮用水，二十多天就可以解除便秘的困扰。用药物治疗便秘效果再好，也只能治标，一旦停药就会反弹。只有多饮水、饮好水才能治本。

此外，喝水应该讲究技巧，早晨起床后，最好空腹喝500~600ml温水。因为人体在早晨会有结肠黎明反射，是一天中最容易排便的时间。此时大量饮水，可明显加强大肠蠕动，促进大便排出。

（五）腹泻患者应多喝水

很多腹泻患者误认为多喝水会使大便更稀。其实，引起腹泻的主要原因是肠黏膜遭到破坏，对水分的吸收功能减弱，或是因为肠内外渗透压发生改变，而导致液体流入消化道，迫使胃肠蠕动加快，致使消化道内食物残渣含水过高，进而发生腹泻，并不是水喝多了的缘故。

一旦出现腹泻，人体就会立即进入缺水状态，连续几次腹泻，再好的身体也抵抗不住。缓解腹泻，除用药物医治外，必须通过及时补水，改变体内缺水状态，必要时要静脉注射生理盐水。

（六）患有泌尿系统疾病的人应多喝水

人体的肾脏、输尿管、膀胱和尿道受到细菌感染而发炎，分为"急性膀胱炎"和"急性肾盂肾炎"。前者为尿道膀胱发炎，表现为下腹部疼痛；后者是炎症已上行到输尿管和肾脏，主要症状为腰部疼痛。所以，患有泌尿系统炎症者注意每日水的摄入量，排尿量保证在2500ml以上。

（七）患有肝病的人应多喝水

患有肝病的人，新陈代谢功能就会衰退，有害物质的排泄量也会降低。水可以促进新陈代谢，加速代谢废物的排泄。若想预防肝病，平时就要养成科学喝水的习惯。由于罹患肝病的人，全身的细胞会失去活性。因此，为了抑制肝病的恶化，可以摄取有助于活化细胞的水。研究表明，冰川矿泉水能增强细胞增殖力，对缓解肝病十分有效。

（八）肥胖者应多喝水

如今，减肥是众多女性朋友最重要的"事业"，更是肥胖者最为关注的话题。所以，在市场上减肥的广告铺天盖地，减肥的药物琳琅满目；减肥的方法也是五花八门，其实减肥最便宜、实惠的药就是水，最简单的方法就是喝水！

美国一位专门研究肥胖病的专家指出：如果不喝足水的话，许多人更会变得过度肥胖、肌肉弹性减退、各种脏器功能下降、体内毒素增加、关节和肌肉疼痛，甚至还会导致"水潴留"等。肥胖者多喝水可以说是减肥的一大诀窍，水通过小肠，除大部分被吸收外，剩余部分进入大肠分成两路，一部分被肠壁继续吸收进入血液；另一部分成了粪便的稀释剂，保证排便顺利，有效地防止便秘。所以，肥胖者身体的需水量比一般人大，另外水可以促进新陈代谢，特别是能量代谢，减少脂肪在体内的堆积。我们都知道人体每消耗1kcal热量就需要1.5ml的水。另外，在进餐前1小时左右适当饮水，增加饱腹感，可以减少食物的摄入量，有利于减肥。

（九）关节疼痛的人应多喝水

人体所有的骨骼的末端都有一个叫作软骨的保护组织，与骨骼相比要软一些，含水量也多。软骨中含水量较高。在软骨中的水为关节运动提供必要的润滑作用，可以使相邻的骨骼末端相互自由滑动。在滑动中软骨的一些细胞死亡或脱落，这些脱落的细胞被新生的软骨细胞所代替。如果软骨中含水量减少，润滑作用就减少了，死亡细胞就会增加，过多时就会产生关节痛。长时间脱水会使软骨在其他关节接触时产生更大的摩擦力，从而产生关节疼痛加剧。身体有很多的软骨，软骨的正常环境是碱性状态，如果出现脱水，它容易出现酸性物质的堆积，呈酸性状态，神经末梢对酸性状态比较敏感，也会产生疼痛。增加每日的饮水量，帮助软骨的水合作用，将酸性物质和毒素尽量的代谢掉。

一般来讲，疼痛会从一个关节转移到另一个关节，有时候会出现双侧的疼痛。当然单纯依靠喝水是不够的，电解质的摄入也是必要的。因此所饮用的水中应含有一定量的矿物质。除了饮水来缓解关节痛以外，还可以采用医疗矿泉水来泡澡，不同种类的医疗矿泉水所含的矿物质不同所起的效果不同。例如氡泉是最有效的治疗关节痛的医疗矿泉。在泡澡时，水温、静水压力、浮力都具有良好的天然的按摩作用。同时结合水中的运动，可以改善许多疾病，例如类风湿性关节炎等。

（十）胃溃疡患者在服药时应控制喝水量

某些治疗胃溃疡的药物，如硫糖铝、氢氧化铝凝胶等，因其特殊的起效方式，服药时不仅不能多喝水，甚至是不喝水，否则会降低药效，失去其治疗作用。

医师表示，这类药物多被制成混悬剂，进入胃中会变成无数不溶解的细小颗粒，像粉末一样盖在受损的胃黏膜上，这样胃黏膜才能免于胃酸侵蚀，慢慢长出新的组织把溃疡面填平，恢复其原有功能。如果服用这类药物时，喝很多水会稀释药物，使覆盖在受损胃黏膜的药物颗粒减少，保护膜变薄，失去治疗作用。

建议服用治疗胃溃疡的药物时，只需用水把药片送服进去即可，不能再多喝水。有的胃药甚至只需直接嚼碎吞服，无须喝水，如果想喝水，应在服药半小时后，等保护膜稳定或达到药物作用时间，再适量喝水。

（十一）尿毒症患者在透析期间应控制喝水量

专家指出，由于患有尿毒症的人所处环境的特殊性，尿毒症透析患者每日摄取的水量是需要严格限制的。而且，每日摄水量还应该包括食物中所含有的水分。

（十二）心脏功能衰竭患者应控制喝水量

对于心脏功能衰竭患者而言，喝水要有所控制，这是因为水进入人体后，在肠内被大量吸收，使血液变稀，血量增加，心脏的工作量也会相应增加。这对正常人来说算不了什么，但对有心脏衰竭的患者来说，不健全的心脏就将难以承受了，以致病情更加严重。

再者，心脏衰竭的病人会因肾脏血流与灌注功能不正常，无法使身体内水分顺利排出，容易产生全身水肿。如果摄入过多的水分，就会增加心脏负担，甚至诱发低钠血症，出现恶心、呕吐、全身抽搐、昏迷等危险情况。所以，建议心脏衰竭患者在喝水时，最好采取少量多次的喝水方法，不可一次喝过量的水，以免给心脏造成负担，根据每天的排尿量来进行补水。切记要根据医生的建议下控制自己的喝水量。

（十三）青光眼患者应控制喝水量

青光眼患者大量饮水后，由于大量的水分被人体吸收可使眼内房水随之增多。正常人可通过加速新陈代谢加以调节，排泄多余的房水，而青光眼患者由于滤帘功能障碍，房水排出异常，导致眼压上升，这是青光眼患者最忌讳发生的现象。

所以，专家提醒，青光眼患者应控制喝水量，一般每次喝水不要超过500毫升。如果一次喝水过多，就会导致血液稀释，血浆渗透压降低，使房水的产生相对增多，导致眼压升高，使病情加重。

（十四）烧伤患者不要喝纯净水

一般情况下，皮肤大面积烧伤后，体液就会从创面大量外渗，致使血容量下降，水分减少，使患者感觉口渴。患者口渴感越严重，就表示其伤情越重。按照医学理论要求，烧伤后口渴时，不能给患者喝纯净水。其原因在于，烧伤后，体液丢失的同时，体液中的钠盐也会一起丧失。如果此时单纯地给患者喝纯净水，血液就会被稀释，进而导致血液内的钠浓度进一步下降，使细胞外液的渗透压降低，最后引起细胞内水肿，出现脑水肿或肺水肿，也就是"水中毒"，严重时可危及患者生命。所以，这时千万不要给患者喝纯净水，而应该适量喝含盐的饮料。

（十五）高血压患者切忌喝盐水

目前，很多人都认为，晨起喝淡盐水有利身体健康。于是，有的高血压患者在起床后，也有喝杯淡盐水的习惯。专家指出，这种做法是不科学的。

患有高血压的人晨起喝淡盐水不但没有一点好处，反而还会加重病情，危害健康。医学研究认为，人在整夜睡眠中未饮滴水，然而呼吸、排汗、泌尿却仍在进行中，这些生理活动都要消耗体内许多水分。早晨起床时，血液已呈黏稠状态，如果此时喝一定量的优质的矿泉水，可以很快使血液得到稀释，纠正夜间的高渗性脱水。

早晨是人体血压升高的第一个高峰，喝淡盐水会使血压更高，这对正常人都是有害的，对原本血压就很高的高血压患者就更加危险。

所以，建议高血压患者清晨补水应选择20~25℃的温开水。但千万不要喝淡盐水，食盐中含有钠离子，过多钠的摄入会引起血压增加，不论盐量多少都不能起到保健的效果，只会危害健康。

第三节　农村地区饮水特点和问题

农村脏水、黑水、臭水越来越多，成为农村居民最大的饮水问题。而农村安全饮水关系到国家的安全、稳定和发展。目前一些农村地区饮水不安全的问题仍然比较突出，不少地方供水方式落后，局部地区饮用水严重不足。各级政府要把解决农村饮水安全问题摆到优先位置，加快实施农村饮水安全工程规划，让群众早日喝上干净水。

农村饮用水的主要来源于大自然的泉水、井水等，其基本上不采取什么净化措施就直接饮用或烧开饮用。据卫生部门和水利部门的调查，我国农村饮用水符合农村饮水卫生准则的比例为66%，还有34%的人口饮用水达不到准则的要求。据不完全统计，我国农村有3亿多人饮水不安全，其中有1.9亿人饮用水有害物质含量超标，至于日常卫生用水就更不用说。

目前，我国农村饮用水主要存在的问题是：高氟、高砷、苦咸、污染等问题。据调查，目前全国农村有8000多万人饮用水含氟量超过生活饮用水卫生标准。高砷水受影响人口达几百万人。饮用苦咸水的人口已达4000多万人。农村水源受污染的情况更为普遍，许多地方的饮水水质不达标，导致疾病流行、爆发传染病等危害。

提高农村饮水安全的具体措施如下。

（1）加快饮水工程进程　实现规模化供水，提高用水保障，有针对性地去除水中的不安全物质。

（2）加大科普教育，让农民了解安全饮水的重要性，同时加强农民对饮水工程建设的认识，取得农民对集体日常使用工程的自觉维护，并向农民推广节水治污的新方法，提高农民对环境保护的自觉性和积极性。

（3）建立健全饮用水质量监管机制　加强对乡镇工业排污和牲畜的粪便的处理的监督，从源头上确保农村饮用水的安全。用相关的法律和法规来规范农村饮用水水源的保护。

（4）加强集中供水管网的管护　从政府到乡村组织相关人员对管网进行返

修和维护。

（5）建立农村的三废处理和人畜分离的饮用水设施。

第四节　和水相关饮品的饮用指导

一、牛奶

（一）牛奶优点及生理功能

牛奶是一种营养价值极高的食品。牛奶中的蛋白质主要是酪蛋白、白蛋白、球蛋白、乳蛋白等，所含的20多种氨基酸中有人体必需的8种氨基酸，牛奶蛋白质的组成是全价的蛋白质，它的消化率高达98%。乳脂肪是高质量的脂肪，品质最好，它的消化率在95%以上，而且含有大量的脂溶性维生素。奶中的乳糖是半乳糖和乳糖，是最容易消化吸收的糖类。牛奶中的矿物质和微量元素都是溶解状态而且各种矿物质的含量比例，特别是钙、磷的比例比较合适，很容易消化吸收。牛奶还含有丰富的乳清酸，不仅能抑制胆固醇沉积于动脉血管壁，还能抑制人体内胆固醇合成酶的活性，从而减少胆固醇的产生。牛奶类产品可分为液态奶、奶粉（全脂奶粉、配方奶粉）、酸奶、奶酪、乳饮料等。

（二）喝牛奶的两个误区

- 喝牛奶有害健康

新闻不时报道牛奶有害、促癌、诱发糖尿病的研究信息，引起了人们对牛奶的疑虑。其实很多研究报告只是初步实验资料，并未得到证实，更未得到公认，不应当用来指导大众的膳食实践。建议每人每天奶类食物的摄入量200~300ml。如果能够达到这个水平，将能够大大改善我国居民特别是少年儿童的营养和健康状况，也不至于引起成人慢性病增加。

- 喝牛奶长胖

奶制品含有较高的脂肪和热量，所以许多人为了减肥而不吃奶制品。其实，人体是否长胖不仅仅是脂肪的问题，而是与脂肪代谢和能量平衡相关。奶制品中丰富的钙元素，能帮助人体燃烧脂肪，促进机体产生更多降解脂肪的酶。

（三）喝牛奶的注意事项

（1）不能完全代替母乳 牛奶对人体各个功能器官的发育都具有重要的促进作用。但是牛奶中的营养成分与母乳相比还是有一定差别的，所以婴幼儿不宜单纯只用牛奶喂养，应合理调配了饮食，这样才能更好地促进儿童发育。

（2）乳糖不耐受者也能饮奶 奶类的碳水化合物主要为乳糖，大约占4%~6%。有些人由于体内缺少分解乳糖的酶，在喝奶后会不同程度地出现腹胀、排气甚至腹痛、腹泻，称为乳糖不耐受。下面的方法可以帮助乳糖不耐受者减轻症状：①少量多次饮奶；②避免空腹饮奶；③严重乳糖不耐受者可选择低乳糖或去乳糖的奶及奶制品，如酸奶、奶酪等；④吃早点时牛奶中可加鸡蛋。

（3）喝牛奶要注意补水，牛奶中含钠比母乳高，婴儿喝牛奶时要注意补水。

（4）刚挤出的牛奶不宜直接饮，必须加工处理。

（5）防止"牛奶贫血症"。所谓"牛奶贫血症"，是指婴幼儿因饮用牛奶、忽视添加辅食，而引起小儿缺铁性贫血。牛奶中不仅含铁量太少，而且铁的吸收率很低。婴幼儿在没有母乳喂养的情况下及断奶以后，应当适当添加辅食，防止牛奶贫血症。

（6）喝牛奶要因人而异。有以下情况不宜喝牛奶：接触铅的人；乳糖不耐受的人；对牛奶过敏的人；反流性食管炎者；做过胃切除手术的人；肠道易激综合征患者；胆囊炎和胰腺炎患者；平时有腹胀、多气者。

（7）婴幼儿奶粉要选择天然矿泉水或婴幼儿专用水冲奶粉。

（8）不饮冷冻牛奶。

（四）购奶需知

在选择牛奶之前，要看包装是否完整，并仔细阅读包装上的说明。一要看成分，否则就不知其含奶量，也难以判断其品质。二要看生产日期、保质期和保存条件，如果不按规定条件保存，即使在保质期内也有可能变质。三要看生产厂名、地址和产品批准文号，以防假冒、伪劣产品混迹其中。四要看内在品质，牛奶如出现沉淀、结块或怪味现象，说明已经变质，不可食用。

（五）酸奶的好处与选择

选购酸奶时，首先要注意包装上的说明，选择蛋白质含量≥2.9g/100ml的产品。酸奶的含脂量高且饱腹感强、风味纯美，因此对于少年儿童和青年人来说，只要没有肥胖症，无须顾忌其脂肪含量。高血脂的中老年人可以选择低脂酸奶。不加糖的酸奶血糖升高非常缓慢，因此糖尿病患者也可食用酸奶，但应选择无糖酸奶。肥胖者也应当选择无糖酸奶。凝固型酸奶应当呈细腻均一的凝冻，乳清析出量较少。搅拌型酸奶的黏稠度主要取决于其中是否添加增稠剂，增稠剂与其品质没有直接关系。这些增稠剂均为可食用物质，如明胶、果胶、卡拉胶、羧甲基纤维素等，对健康没有危害，甚至还可以起到补充膳食纤维的作用。

二、豆浆

（一）豆浆的营养价值

豆浆营养丰富，几乎含有大豆中的全部成分，包括丰富的蛋白质、脂肪、碳水化合物、矿物质和维生素等。黄豆被人们称之为"植物肉"、"绿色的牛乳"，由此可知用以制成的豆浆中必定也含有丰富的蛋白质。同时，豆浆中蛋白质的质量也较好，属植物蛋白，其氨基酸组成接近人体的需要，较易于被机体吸收和利用。豆浆中脂肪含量中等，为3.7%~4%，其特点是胆固醇含量低而亚油酸等不饱和脂肪酸含量丰富，而不饱和脂肪酸还有降低胆固醇作用。大豆脂肪中又含有较多卵磷脂，对增进老年人记忆力具有重要作用，豆浆中碳水化合物含量相对较少。其所含矿物质中以钙、磷、钾、铁的含量较为丰富，都是人体较易缺乏的元素，尤其是铁的含量高出牛奶，豆浆在蛋白质含量、脂肪组成等方面有其自身的特色，其营养价值与牛奶相比毫不逊色，是身体虚弱、病后恢复期人体理想的营养饮品。

（二）豆浆的科学饮用

（1）未经煮熟的豆浆中含有抗胰蛋白酶，有抑制蛋白酶的作用，并刺激胃肠道，所以豆浆必须在煮沸后饮用。

（2）豆浆中不宜加放红糖。因为红糖中的某些成分与豆浆中的蛋白质结合产生沉淀，豆浆中还是以加白蔗糖为好。

（3）不宜用暖水瓶装豆浆保温。因为豆浆里的皂毒素能够溶解暖瓶里的水垢，暖瓶温湿的内环境也有利于细菌的繁殖，喝了会危害人体健康。

（4）豆浆一定不要与红霉素等抗生素一起服用。因为二者会发生拮抗反应，喝豆浆与服用抗生素的间隔时间最好在1个小时以上。

（5）12岁以下的女孩不适合喝豆浆。因为黄豆里雌激素多，会加速发育。

（6）豆浆一次不宜喝得过多。过量会引起消化不良、腹满、腹胀等症状，每天300~500ml即可。

（7）不宜用鸡蛋冲豆浆喝。因为鸡蛋中的黏液性蛋白非常容易与豆浆中的胰蛋白酶结合，会产生使人体无法吸收的物质，从而也失去豆浆本身的营养价值。

（8）胃炎、胃溃疡、肾病、急性胃炎和慢性浅表性胃炎者不宜食用豆制品，因为豆类中含有一定量低聚糖，可以引起嗝气、肠鸣、腹胀等症状。

（9）不能空腹喝豆浆。如果空腹饮服豆浆，它只能代替淀粉作为热量消耗掉，这样不仅使蛋白质浪费，又使体内营养失去平衡，从而加重消化、泌尿系统的负担，可谓得不偿失。

三、茶

饮茶作为一种健康的生活方式，中国自古以来人们就有饮茶的习惯。

（一）茶中的保健成分

天然、营养、保健和治病是茶的最大的特点。迄今为止，研究发现并通过鉴定的茶叶中有效成分就有300多种，其中有的是与人体健康有关的营养成分，有的是可以防病治病以及提高机体免疫功能等抗氧化的药效成分，更的是两者兼有保健成分。

（二）茶的保健作用

茶作为保健饮料，主要是它对人体有许多益处，传统认为茶叶能消除疲劳、提神醒脑、祛油解腻，现代研究发现茶叶有抗癌、美容、抗辐射、提高免疫力等作用。

（三）名茶与好水

茶圣陆羽的《茶经》是公认的全世界第一部茶书。《茶经》全书分八个部分，分"一之源""二之具""三之造""四之器""五之煮""六之饮""七之事""八之出"，涵盖了今人论及的茶文化主要内容。

陆羽指出品茶要有四大要素，茶、水、器、火，四个要素缺一就难以进入品茶的纯静境界。茶圣不仅在茶的历史、生产和鉴赏上有独特的功夫，而且，对于烹茶用水也十分讲究，对水的品鉴十分精到。

唐、宋以来，古人对烹茶用水非但十分讲究，而且还总结出两条标准：水质和水味，包括"清、活、轻、甘、冽"五个方面。水质要求"清、活、轻"。"清"对浊而言，要求水"澄之无垢、挠之不浊"；"活"是对死而言，要求水"有源有流"，不是静止水；"轻"对重而言，好水"质地轻，浮于上"，劣水"质地重，沉于下"。水味要求"甘、冽（清冷）"。"甘"是指水含口中有甜美感，无咸苦感。"冽"则是指水含口中有清凉感。

1.水质的清、活、轻 明代熊明遇《罗岕茶记》中说"烹茶，水之功居大。"水不洁净则茶汤混浊，难以入人眼。水质清洁而无杂质的透明无色，才能显出茶色。陆羽《茶经》中所列的茶具有漉水囊，是饮茶煎水前用来过滤水中杂质的。宋代斗茶的茶汤以白而捎带青色为好，就是以水的清洁作为斗茶用水的第一标准，要取"山泉之清洁者"。宋徽宗说有的江河之水，有"鱼鳖之腥，泥泞之"，这样的水，"虽轻、甘无取。"为了达到清洁的目的，除了注意选择水泉以外，古人还很注意水的保养。古人常常在水坛里放入白石等物，一是认为能养水味，二是认为能澄清水中杂质。田艺衡说："移水取石子置瓶中，虽养水味，亦可澄水，令之不淆。"又说："择水中洁净白石，带泉煮之，尤妙！尤妙！"还有用石子来洗水的，方法是取洁净的石子放在筛子状的有孔器物中，以所保藏之水淋其上。这样也可以滤去水中杂质。田艺衡说："移水以石洗之，亦可以去其摇荡之浊滓。"明代还有人在贮水器中放入灶膛中一块长年经烧后的坚硬的灶土的，并美其名为"伏龙肝"。罗廪《茶解》记此事，说"大瓷瓮满贮，投伏龙肝一块——即灶中心干土也——乘热投之。"明人著作而托名为南宋赵希鹄的《调燮类编》，认为这样可以防止水中生孑孓之类的水虫。因为古人得一好水，常常经年贮存，不轻易饮用，如《红楼梦》第四十一回记妙玉泡茶款待黛玉等，用的是五年前在玄墓蟠香寺收集的梅花上的雪水，所以对这种常年存放的水，要防止生水虫。

煎茶用水还要以轻为好。古人所说的水之轻、重，和现代科学中所说的软水、硬水有相似之处，古人得之于直观，现代科学中的软水、硬水则是通过化学分析手段来鉴别的。

实践证明，用软水泡茶，茶汤的色、香、味三者俱佳，用硬水泡茶，则茶汤变色，香、味也大减。水的轻、重，还应包括水中所含其他矿物质成分的多少，如铁盐溶液、碱性溶液，都能增加水的重量。用含铁、碱过多的水泡茶，茶汤上会浮起一层发亮的"锈油"，使人产生不快感，茶汤味也会变涩。

2.水味的甘、冽 甘冽，古人也说甘冷。如宋代诗人杨万里有"下山汲井得甘冷"的诗句。还有称为甘香的，如田艺衡说："甘、美也；香、芬也"，又说："泉惟甘香，故能养人。"又说："味美者曰甘泉，气芬者曰香泉。"其实他在这里所说的香，也是水味的一种。古人认为水味的甘，对饮茶用水来说很重要，明屠隆说："凡水泉不甘，能损茶味。"水味有甘甜、苦涩之别，今天还是不难品味的。自然界有些水，用舌尖舔尝一下，口颊之间就会生出甜丝丝的感觉。古人说雨水最饶甜味，而又以江南梅雨时的雨水最甜，明罗廪《茶解》说："梅雨如膏，万物赖以滋养，其味独甘，梅后便不堪饮。"

水的冷冽，也是煎茶用水所要讲究的。古人说，水"不寒则烦躁，而味必啬"，啬就是涩的意思。但也不是凡清寒冷冽的水就一定都好，如田艺衡所说："泉不难于清，而难于寒。其濑峻流驶而清、岩奥阴积而寒者，亦非佳品。"讲水的冷冽，古人最推崇冰水。古人饮用冰水，早在饮茶之风普及以前就有记载。近代人秦王嘉《拾遗记》中说："蓬莱山冰水，饮者千岁。"这虽然是对仙人生活的描写，但可以证明人们对冰水有了如同"泉""甘泉"一样的理解。唐、宋人有以冰水来煎茶的，如唐代诗人郑谷有诗说："读《易》明高烛，煎茶取水冰"，宋杨万里有诗说："锻圭椎璧调冰水"，就是说的用融冰之水煎茶。

北京公众健康饮用水研究所近几十年来进行了水与茶的系统研究，即同一种水不同种类的茶沏茶效果的研究；同一种茶用不同水的沏茶效果的研究；茶专用水的沏茶量化指标及标准研究学等，其中发现不同的水源地、浊度、水分子团大小、pH、矿物质含量、水的表面张力以及水的氧化还原性等均影响沏茶效果。

四、咖啡

喝咖啡原来是西方人的习惯，随着改革开放，中国人也有了喝咖啡的习惯，尤其是年轻人。

（一）咖啡的生理功效

现代研究发现，咖啡豆含有糖类、蛋白质、脂肪、烟碱酸、钾、粗纤维、水分等营养成分。此外，咖啡还含有咖啡因、单宁酸、生物碱等多种成分。咖啡的作用主要是在激发情趣，解除疲劳，现代研究发现咖啡还具有防病的功效。

（二）科学饮咖啡

（1）以下八种人不宜喝咖啡：高血压、冠心病、动脉硬化患者；老年妇女；胃病患者；肝病患者；孕妇；维生素B_1缺乏者；癌症患者；儿童。

（2）喝咖啡要补水，因为咖啡是利尿剂。

（3）餐后饮用咖啡是明智的选择，以一天2~3杯为宜。

（4）咖啡要趁热喝，并只倒七八分满为适量，可根据个人的口味加入适量的牛奶或糖。

（5）喝咖啡代表一种情调、一种文化，应小口慢饮，不宜大口暴饮。

（三）喝咖啡的注意事项

（1）煮咖啡忌时间过长。因为煮沸后部分芳香物质聚集在咖啡表面，形成泡沫，继续煮会导致泡沫破坏。

（2）喝咖啡忌浓度过高。人在饮高浓度的咖啡后，体内肾上腺素骤增，以致心跳频率加快，血压明显升高，并出现紧张不安、焦躁、耳鸣及肢体颤抖等异常现象。

（3）喝咖啡不宜放糖过多。若放糖过多，则使人无精打采，甚至感到十分疲倦。

（4）喝咖啡忌伴吸烟。咖啡因在香烟中的尼古丁等诱变物质的作用下，很容易使身体中的某些组织发生突变，甚至导致癌细胞的产生。

五、饮料

喝饮料不能代替饮水。喝水是补水过程，而喝饮料是脱水过程。尤其注意，常喝饮料易引起儿童厌食、厌水，所以婴幼儿及青少年不能常喝饮料，更不能把饮料当成饮水。

（一）饮料的分类

总的来说，饮料分为含酒精饮料和无酒精饮料两大类，无酒精饮料又称软饮料。软饮料的种类十分丰富，它大体上可以分成十大类：碳酸饮料类（果味型、酸可乐型、低热量型、其他型）；果汁饮料类；蔬菜汁饮料类；含乳饮料类；植物蛋白饮料类；瓶装饮用水类；茶饮料类；固体饮料类；特殊用途饮料类；其他饮料类。

（二）喝果汁的误区

（1）误拿果汁饮料当水喝。儿童喜欢果汁的味道，特别是夏天，家长如果不加控制，儿童每天喝过多的果汁后，就会产生食欲减退，甚至出现呕吐、头晕的症状，国外早有对此病的记载，称为果汁综合征。

（2）将果汁饮料等同于新鲜果蔬。果蔬汁与水果蔬菜相比，其最大不足恰恰在于它的纤维素的严重缺乏。食物纤维素作用良多，被医学界称为"第七营养素"，它可以促进宝宝消化，防止宝宝便秘，还可以防止热量过剩，控制肥胖等。因此，给宝宝喝果汁的同时，也要让宝宝吃果蔬，以吸收更多纤维素。

（3）将果汁过度加热。不少父母有将水果榨汁温得很热后再给宝宝饮用的习惯，特别在冬季更是如此。殊不知，在榨汁过程中会在一定程度上破坏水果中的维生素加热会加剧了对维生素的破坏程度，因此，加热时温度不宜过高，时间不宜过长。

（4）喝完果汁不漱口。有的父母在给宝宝喝完果汁后，常常不注意给宝宝清洁口腔，这很容易对宝宝的口腔健康造成不利影响。每次给宝宝喝完果汁后，特别是临睡前，父母应给宝宝喝少许白开水，以帮助宝宝清洁口腔。

（三）常喝可乐（碳酸饮料）的危害

可乐是人们最常喝的饮料，从口感来讲感到很爽口。实际上，可乐没有任何营养价值，而且对人体的危害不少，不宜常喝。从成分看，可乐含有咖啡因，常喝易上瘾；可乐含有碳酸，喝多了对身体不好，特别是使儿童容易出现龋齿。可乐中含糖较高，大量饮用后会抑制大脑的摄食中枢，使得其他营养物质摄入不足，糖分摄入过多引起肥胖；同时，可乐还含防腐剂，这些成分对身体不好，也没有任何营养价值，长期饮用尤其是对儿童、妇女以及老人的危害更大。研究显示，碳酸饮料会加速骨质流失尤其爱喝可乐的少女，骨折的概率是不喝汽水者的五倍，可乐中含有咖啡因，它在体内很容易通过胎盘的吸收进入胎儿体内，会危及胎儿脑、心脏等器官，同样会造成胎儿畸形或先天性疾病。婴儿出生后，哺乳的妇女也不能饮用可乐型饮料。因为咖啡因也能随乳汁间接进入婴儿体内危害婴儿的健康。老年人经常饮用含咖啡因的饮料，会加剧身体钙质的流失，引起骨质疏松，容易骨折。另外，大量饮用含咖啡因的饮料过多，会使血脂升高，容易加剧动脉硬化。高血脂、高血压患者多饮此类饮料，会加速病情的恶化。喝可乐容易形成尿结石或者肾结石。

（四）功能饮料的选择

按照国外市场分类，功能饮料又分为运动饮料、能量饮料、保健饮料三类。事实上这些功能饮料无外乎在水中分别添加了维生素、牛磺酸、葡萄糖、矿物质、酸味剂、咖啡因等营养成分和非营养成分。功能饮料只适合于特定人群。饮用者要理性挑选适合自己的产品。消费者在购买时，一定要看清标签上的配方组成。有些国家为避免误导消费者，要求饮料厂家在包装上注明功效，英国、美国等食品标签上明确写着：此饮料不适合糖尿病患者、儿童及对咖啡因过敏的人饮用。美国食品药品管理局专家建议，功能饮料的摄入量应该有一定的限制，而且有高血压、心脏病的人最好不要饮用。

（五）小心冷饮危害

一次性食用太多的冷饮，可使胃内温度骤然下降，容易引起胃黏膜血管收缩，胃液分泌减少，甚至发生胃痉挛、胃痛，影响正常进食。同时，还由于胃肠道受冷的刺激，蠕动加快，食物在胃肠中停留时间缩短，影响消化吸收。如果一个夏季天天如此，就会发生营养不良，影响生长发育和健康。大量食冷饮会使胃液分泌减少，杀菌能力降低，胃肠道受冷饮刺激，血管痉挛收缩，局部缺血缺氧，容易引发腹泻、消化不良、肠炎、痢疾、伤寒等肠道传染病。

六、汤

我国自古以来，就有喝汤的习惯，尤其是南方地区。喝汤具有悠久的历史，与中华民族的古老文化有着密切的关系。据考古学家所发掘的文物表明，约在公元前8000年到7000年间，晋东地区就已经学会了"煮汤"。

喝汤不仅起到补水的作用，而且汤也是我国食疗的一种。如鲫鱼汤通乳水，墨鱼汤补血，鸽肉汤利于伤口的收敛，红糖生姜汤可驱寒发表，绿豆汤消凉解暑，萝卜汤消食通气，黑木耳汤明目，白木耳汤补阴，生鱼汤有利于手术后伤口愈合，参芪母鸡汤可治体虚之症，黄花鲫鱼汤可治产后乳汁不足，猪肉排骨汤可治疗老年骨质疏松症，米汤可治疗婴儿脱水，黄瓜汤可减肥、美容，芦笋汤可抗癌、降压，虾皮豆腐汤可壮骨，促进儿童生长发育等，汤是人类"廉价的健康保险"。

汤作为我国的菜肴的一个重要组成部分，具有非常重要的作用。①饭前喝汤，可湿润口腔和食道，增进食欲，又可以增加饱腹感，减少食物过量的摄入。②饭后喝汤，可爽口润喉有助于消化。③中医认为汤能健脾开胃、利咽润喉、温中散寒、补益强身。④汤还在预防、养生、保健、治疗、美容等诸多方面对人体的健康起到非常重要的作用。

第七章　饮用水的类型与选择

导读

我们周围有多姿多样、五花八门的水，而广大消费者却无从选择，不知道喝什么好。

根据水的生理功能不同，可以把水简单地分为安全水、健康水、功能水三大类。首先要保证安全、每个人都要喝上安全、干净的水，有条件的消费者可以选择健康水，天然健康水即矿泉水或天然雪山冰泉水。慎重选择功能水。

各种水都具有不同的特点，了解不同的水，正确地选择您所需要的水，你会发现饮水带来的不仅是安全还有健康。

第一节　饮用水的分类

许多消费者对自己饮用的瓶装水种类以及加工方法知之甚少，不知道自己购买的瓶装水是否物有所值。从美国环境工作组的调查结果来看，许多企业把水源地、加工工艺以及水质监测情况均作为企业的秘密，我国许多企业也是如此。我们都知道水源地的环境和水质状况、加工工艺和生产管理决定了瓶装水的品质。根据美国统计，瓶装水的价格为自来水的1900倍，既然消费者花费高价购买了瓶装水，消费者就应该有权知道自己的饮用的瓶装水是否对身体有益。

按照我国《预包装食品标签通则》中规定，标签显著的位置应标示出食品名称，在瓶装水中应标示出水的种类，即执行标准所规定的名称。我国瓶装饮用水标准均属于食品安全标准的范畴。足以显示我国政府对饮用质量的重视。北京公众健康饮用水研究所2011年与新浪网联合对消费者进行水与生命认知调查，从调查结果显示（图7-1），对所喝的水不清楚什么类型和认为没什么区别的人分别占41.8%和41.5%，两项合计为83.3%；选择天然矿泉水占7.6%；选择蒸馏水和纯净水合计仅占1.5%；选择自来水和净化水的为3.8%；天然水的为2.7%；矿物质水的1.2%。从本次的调查结果中可以间接反映出国人大部分对我国瓶装水的种类和特点不清楚，不知道自己喝的是什么水。所以更谈不上何种水对自己更为适合。很多人购买水时，很少去关注瓶装水标签上的成分、执行的标准以及水源地。

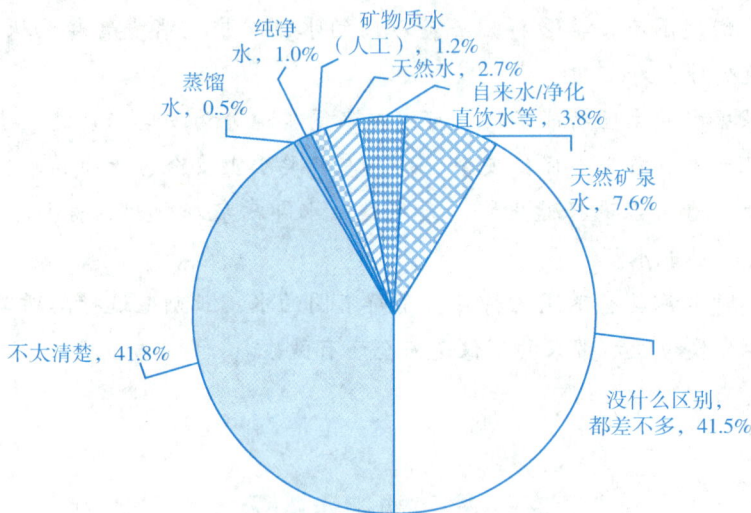

纯净水，1.0%
矿物质水（人工），1.2%
蒸馏水，0.5%
天然水，2.7%
自来水/净化直饮水等，3.8%
天然矿泉水，7.6%
不太清楚，41.8%
没什么区别，都差不多，41.5%

图7-1　问卷调查

饮用水依据水源、水质、加工包装、功效等不同，分类方法也很多。饮用水常规分类可见下图7-2。

饮用水按包装可分为两大类，主要依据是否有包装；包装水是利用瓶、桶、袋等包装物来运输水至消费者手中，无包装水指的是通过管道，把饮水送至消费者。我国包装水主要依据其水质、来源、加工特点以及包装物对饮水进行分类。非包装水通常是指自来水。对自来水进行二次深度处理，因设备的规模及服务的人群，又分为管道二次供水、小区自动售水机和家用净水器。管道二次供水的设备、自动售水机以及家用净水器统称为水质处理器。

按对人体生理功效的作用，饮用水可分为三种，即安全水、健康水和功能水。

所谓的安全水是指那些干净水，没有污染、无毒、无有害物质，符合国家饮用水标准的水，例如自来水、纯净水、饮用净水等。

饮用水的分类

- 按自然属性分
  - 天然水 — 矿泉水、山泉水、冰川水、海洋深层水等
  - 人工造水 — 自来水、纯净水、蒸馏水、离子水等
- 按供水方式分
  - 集中式供水 — 自来水、城镇、农村供水
  - 分散式供水 — 管道二次供水、小区自动售水机等
- 按补水来源分
  - 来自地下水 — 矿泉水、山泉水、井水等
  - 来自海洋 — 海洋深层水、海水淡化水
  - 来自冰川 — 冰川水、冰川泉水
  - 来自空气
- 按包装形式分
  - 非包装水 — 自来水、管道二次供水等
  - 包装水 — 瓶装水、桶装水、袋装水等
- 按营养需要分
  - 安全水 — 干净水类包括自来水、纯净水等符合国标
  - 健康水 — 好水类：矿泉水、海洋深层水
  - 功能水 — 医疗用水：富氢水、医疗矿泉、磁化和能量水

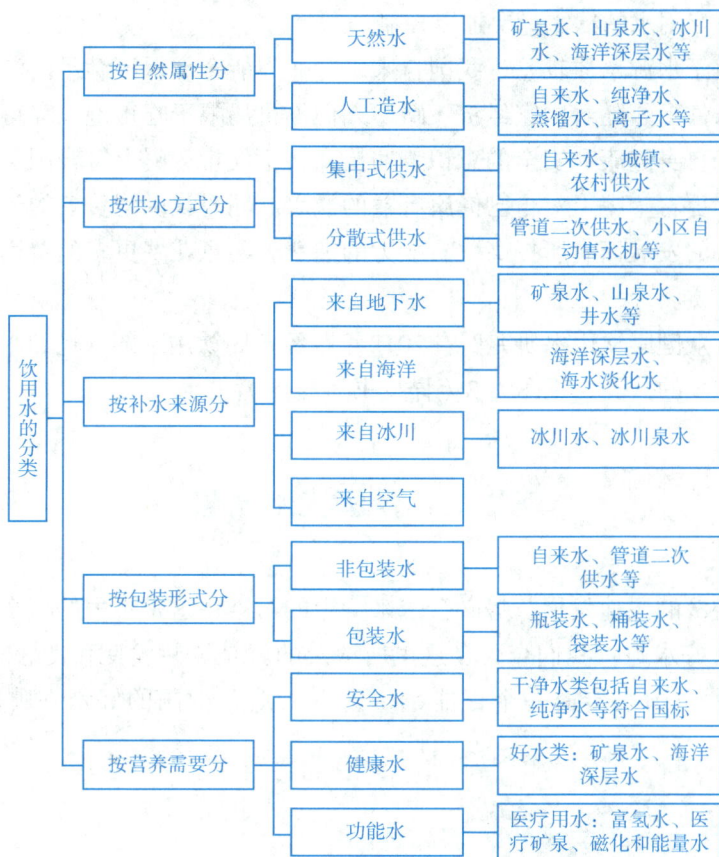

图7-2 饮用水的分类

健康水俗称好水，指在满足人体基本生理需要和生命维持基础上，长期饮用可以改善、增进人体健康和生理功能，提高生命质量的需要的水，天然矿泉水、天然冰川雪水等均属于健康水，作为大多数人群日常饮水，在饮水量上可以不加以限制。

功能水又可称为医疗饮用水，长期饮用对人体某些疾病有辅助疗效作用，例如医疗矿泉水、富氢水、磁化水、能量水等。作为医疗用水有以下饮用特点：对某些特征性的疾病有辅助疗效，但不能夸大为有治百病的作用。在水种的选择和饮水量上要根据自身的身体的状况和需求，并在医生或营养师等专业人士的指导下科学饮用。

水的安全与健康是两个不同的科学概念，安全水是健康水的基础和首要条件，健康水又不同于医疗用的功能水。安全水和健康水在饮水量上不需要进行

控制，而医疗用水的饮水量要加以控制。

正是由于水源水质较差，我国自来水行业不能全部保证满足向消费者供给安全饮水条件下，随着国家经济飞跃，人们不再局限于吃得饱、穿得暖的基本要求，对于自身健康和安全的意识普遍提高，不仅希望喝上符合国家标准的安全饮用水，更希望喝上对自己健康有益的饮水。同时我国消费者的经济承受力也随着经济的发展而有所提高，有能力的消费者愿意花费更多的费用来改善自己的饮水水质。

北京公众健康饮用水研究所在2012年曾经按照饮用水的水量和水质对水进行了一个初步的分类，见图7-3（详见书后彩插）。

第二节　中国优水地图

我国经济的飞速发展，势必会带来一定的污染，这是不争的事实。中国是不是就没有好水呢？我们今天在这里所谈及的就是那些优良和良好的水源地。我们要努力向国人传递一个正能量，告诉大众，中国的好水在哪里，如何选择。

一、优水水源选择的依据和评价

（一）优水地图的提出是北京公众健康饮用水研究所二十多年研究成果

研究所的同仁们从1992年开始了寻找好水之旅，走遍了祖国的山山水水，采集了大量的样本，通过对水质分析和有针对性地进行生物学实验，在二十多年的研究中积累了大量的实验数据。本次优水地图的提出，是对多年工作的一个总结。同时也希望可以用最简单的方法，让广大的消费者更好地对水进行选择。让大众对自己身边的水环境有一定的了解。

（二）水源所在地的利益相关方必须遵照国家相关的法律法规

我国涉及水方面的法律法规有以下几个：《中华人民共和国水法》《中华人民共和国环境保护法》《中华人民共和国水污染防治法》《中华人民共和国水土保持法》《生活饮用水卫生监督管理办法》《饮用水水源保护区污染防治管理规定》。

我国制定的涉及水方面的法律法规从水源的合理利用、开发、环境保护到生活饮用水卫生管理，最大限度的保障人民的健康。实现水资源的可持续发展，适应国民经济和社会有序发展所制定的。因此入选的水源地必须符合国家的相关法律和法规，不得有任何违法的现象和事件发生。

（三）水源地生态环境、水质以及保护区的划分必须符合国家的相关标准和要求

我国制定了关于水源地的相关标准，从水资源规划、评价到勘探。关于水质方面，我国生活饮用水卫生标准为半强制性的标准，是所有与水相关标准的基准。其他标准则是根据不同的对象进行了相应的规定，其中饮用天然矿泉水其针对的是饮用天然矿泉水的水质特点；地表水环境质量标准和地下水质量标准，这两个标准顾名思义是针对不同水源所做的规定。国家还对生活饮用水水源水的质量做出了相应的规定。

因此我们在对优水地图进行筛选时，对其水源地保护、生态环境、地质、地貌及地理环境、水源地保护区等项目进行现场考察，按照本地区的特点，参照不同的标准，进行评价。

（四）入选的水源地以国家、省级认定的各种保护区为首选

自然保护区是指对有代表性的自然生态系统、珍稀濒危野生动植物物种的天然集中分布、有特殊意义的自然遗迹等保护对象所在的陆地、陆地水域或海域，依法划出一定面积予以特殊保护和管理的区域。

中国自然保护区分国家级自然保护区和地方级自然保护区，地方级又包括省、市、县三级自然保护区。由于自然保护区在各级政府的管理下，没有工业、农业、居民等污染，当地的自然生态保持良好，位于自然保护区周边或区内水资源状况相对较好。这些地区为我们优水地图选择的重点。

还有一些地区属于长寿之乡，长寿之乡其自然、人文和环境均有一定的特点，该地区的水质优质，环境优美，饮食具有一定的特点。

一些特殊的补水来源，例如雪山冰川，深海环流，这些地区人迹罕至，目前还保留着最清洁的环境，没有任何动物、工农业、人类的活动等污染，水质清洁。且有些水还具有一定特效，对人体的健康具有一定的辅助疗效。

二、N1优水地图的相关指标

随着科技的发展，检测技术的日新月异的提高，水质中可以检测的项目越

来越多。例如WHO《饮用水水质准则》中所列的指标达282项，其中没有确定具体含量的化学物质有72项，确定含量的化学物质有91项，细菌12项，病毒8项，原生动物6项，寄生虫2项，放射性核素91项。美国EPA标准为87项。我国《生活饮用水卫生标准》为106项。

在几百项的水质指标中，有许多指标的检测方法和检测项目需要在专业的人员与专业的大型设备才能检测，作为消费者和中小企业大多数不具备这些条件。为此根据水质污染的情况，水质检测方法的便捷性，以及我国的特点，我们特提出N1饮用水指数作为一个衡量污染的程度的指数。

如同空气质量指数PM2.5，该指标仅是一个空气颗粒直径的一个数值，而对人体有害的主要在颗粒上附着各种有害的物质，包括有机碳（OC）、元素碳（EC）、硝酸盐、硫酸盐、铵盐、钠盐（Na^+）等。我们提出的N1饮用水指数，及配合N1的四项指标，选择的依据这些指标是国际认可并具有一定代表性和普遍性、综合性好、检测便捷、检测成本低及容易让公众记住和了解。

（一）N1优水指标的确定

饮用水指数制定，必须建立在安全的基础，符合WHO《饮用水水质准则》及我国《生活饮用水卫生标准》。

在饮用水中硝酸盐、亚硝酸盐和氨氮为含氮物质的不同形态。在地下水中主要以硝酸盐的形式存在，而亚硝酸盐属于含氮物质的中间体。同时硝酸盐和亚硝酸盐对人体健康的影响相似。因此世界卫生组织认为应该对这两个指标统一考虑，在WHO《饮用水水质准则》中硝酸盐氮和亚硝酸氮的综合指数（Nitrate+Nitrite）的公式为：硝酸盐测定值/标准值+亚硝酸盐测定值/标准值≤1。由于硝酸盐（Nitrate）和亚硝酸盐（Nitrite）的首个英文字母均为N，综合指数≤1。因此我们认为N1可以作为硝酸盐和亚硝酸综合指数的简写。

根据WHO《饮用水水质准则》中规定，饮用水N1小于等于1才为安全的饮用水，而大于1则为不合格的饮用水。"1"是安全水与污染水的分界值。从国外的大量试验报告中可以看出，特殊人群、6个月的婴儿、具有免疫缺乏病的患者，饮用水的N1控制在0.5以下为好。北京公众健康饮用水研究所在大量的数据调研后，发现自然界中天然优质矿泉水和天然山泉水等天然优质好水的N1均小于0.5，欧美一些国家及日本等国对该指标更为重视。

因此在上述基础上北京公众健康饮用水提出将"N1"作为饮用水的代表指标。

即：N1≥1为不合格水；

0.5 ≤ N1<1 为安全水；

N1＜0.5 为优水。

我们虽然把 N1 作为一个标识值，然而饮用水中目前能检测出来的各种污染物有数百种，仅用一个指标难免以偏概全。经过专家们反复讨论，根据中国的特色，现有的技术水平，好水标准的制定强调综合指标，不强调单项指标。提出了几项辅助指标，这些辅助指标立足于方便、综合、口感等诸方面。

（1）总有机碳 所谓的总有机碳是指水体中溶解性和悬浮性有机物含碳的总量。水中有机物的种类很多，分别检测费用高，不免有遗漏的项目。TOC是一个快速检测总有机物的综合指标，它以碳的数量表示水中所含的有机物的总量。

（2）综合口感指数 好水首先要好喝，口感要好。不同人对口感的感觉不同，而且口感的影响因素也有很多，经过北京公众健康饮用水研究所多年的重复验证与研究决定沿用日本桥本教授提出的口感指数。水的口感受到水中各种离子的比例的影响。口感指数主要考虑到一些阳离子和阴离子的比例关系，没有考虑污染物对口感的影响，不同的污染物都会引起口感有不同的改变。由于我们所考虑的是好水，因此污染物就没有加以考虑。

（3）水中钠的含量 2013年WHO发布了关于成年人和儿童每日钠摄入量的指南，在报告中指出，过高的钠的摄入对成年人的心脑血管病、血压以及冠心病有作用，儿童高钠的摄入会引发儿童的高血压。从每日营养摄入量来看，人体每日的钠的摄入推荐量应小于2000mg/d。而我们人类每日的饮食中均含有钠，例如奶酪、面包、熏制或腌制肉类、味精等调味品中含有大量的钠，因此WHO提出控制钠的摄入对缓解高血压、心脑血管疾病、冠心病、脑卒中等具有良好的作用。另外只要把水中钠含量加以控制，对于水中的矿物盐含量基本固定。有研究表明当水中钠高于60mg/L时，有些口感比较敏感的人就可以品尝出来。而对于那些特殊人群，例如人工乳喂养的婴儿、艾滋病、免疫缺乏症、老年人水中的钠含量不宜超过20mg/L。

（4）溶解性总固体 所谓的溶解性总固体（TDS）表示可以溶解于水中的那些物质，也可以说是可以溶解于水中矿物质的总量。欧盟水质标准中认为，溶解性总固体小于500mg/L时，这种水可以作为常规饮用水，如果该值过高，在饮用时要加以控制。同时根据本所多年的野外考察及水质分析，以及对中国人口感的调查，结合中国的国情，我们认为可以把它作为一个综合指标来考虑（表7-1）。

表7-1 优水推荐指标一览表

序号	项目	指标	备注
1	口感指数	≥2	日本桥本教授提出 OI=（Ca^{2+}+K^++SiO_2）/（Mg^{2+}+SO_4^{2-}）
2	TDS（溶解性总固体）	30~500mg/L	
3	TOC（总有机碳）	≤4mg/L	代表水中有机污染物总量
4	N1	≤0.5	（硝酸盐实测值/标准值）+（亚硝酸盐实测值/标准值）
5	钠	≤60mg/L	WHO

总之，科学是在争议和批判中发展的，对此推荐标准可能会有不同的声音、不同的观点，这是正常现象。随着科学进步及广大科学工作者的参与，今后对推荐标准可以进一步修改、充实、修订。图7-4为公众健康饮用水研究所2019年公布的优水地图（详见书后彩插）。

第三节　饮用水的相关标准

评价饮用水水质的安全性的依据是水质标准，各国饮用水的标准据本国的水质情况各自不同。由于社会因素和自然因素的不同，各国的水质标准有着很大的差异。从饮用水相关标准制定的宽松或严谨的程度，直接反映着这个国家整体饮用水水质的状况。

一、国际与生活饮用水相关的标准

国际上饮用水标准的发展已经近百年的历史，目前具有国际权威性、代表性的三大饮用水水质标准为：世界卫生组织（WHO）提出的《饮用水水质准则》、美国国家环境保护局（EPA）颁布的《美国饮用水水质标准》和欧盟（EC）理事会制定的《饮用水水质指令》。许多国家包括我国的饮用水标准均参考以上三大标准，并结合本国水质的特点加以修改。

1.WHO《饮用水水质准则》及特点　从1958年第一版颁布以来，1995年WHO决定以滚动修订的方式来推进本准则的进一步更新，2014年颁布了第四版，并规定了每5年滚动修订。

2.美国EPA《美国饮用水水质标准》及特点　美国《饮用水水质标准》的

前身为《美国公共卫生署饮用水水质标准》，最早颁布与1914年，是人类历史上第一部具有现代意义，以保障人类健康为目标的水质标准。美国现行的水质标准是2002年开始执行，在2018年重新修订。标准中各项指标均有最大浓度值以及最大浓度目标值。后者为非强制性目标值，侧重于对人体健康的影响。

3.**欧盟《饮用水水质指令》及特点**　1980年由欧共体理事会提出的，现行的标准为98/83/EC版。该指令强调指标值的科学性和适应性，与WHO水质准则保持了较好的一致性，目前已经成为欧洲各国制定本国水质标准的主要框架。

4.**国际食品法典委员会**　国际《天然矿泉水的标准》和《瓶装/定型包装水标准》由世界卫生组织和联合国粮农组织的食品法典委员会（CAC）提出。

二、我国国家饮用水的相关标准

我国国家饮用水标准分为两大部分，非包装水的标准最重要的是《生活饮用水卫生标准》和《城市供水水质标准》，包装水的相关标准有二个，即《食品安全国家标准　饮用天然矿泉水》《食品安全国家标准　包装饮用水》。

第四节　各类水的特点与选择

一、自来水

（一）自来水是居民饮水主要来源

市政管网水，俗称自来水。自来水起初只是起到输送作用，早在古罗马已有管道输送水的历史，后来加装了公共卫生处理系统，发展成为市政水处理厂。

我国第一个自来水厂1874年出现在旅顺口俄国军营，后来上海与德国的技术专家共同成立了中国的第一个自来水厂。自来水是最重要的民生工程，是居民饮水的主要来源。解放后，党和政府重视自来水的普及并对自来水加大投资，目前自来水的普及率达到90%以上，使老百姓喝上了安全、卫生、方便的自来水。随着自来水厂技术改造和水源保护的不断加强及自来水厂的工艺试验，自来水的水质标准需要不断修订。

自来水首先是水量的保证。现在很多城市缺水，在水量保证的基础上才能考虑水质的保障。

（二）自来水中存在不安全因素

自来水水质不断提高，但我们还应注意，由于种种原因，目前自来水水质还存在很多不安全因素，尤其是入户终端的自来水问题更为突出。自来水存在不安全因素的原因有以下几点。

（1）自来水的水源污染越来越严重。

（2）随着污染的增加给自来水传统工艺和设备带来了极大的挑战，特别是从大分子有机物转为小分子的有机物，传统的水处理设备不能有效地将其去除，其中小分子有机物的除去率一般为15%~20%。

（3）一些城市的局部市政管网陈旧，造成二次污染。我国疾病预防控制中心对全国35个城市调查显示，出厂水经管网输送到消费者的水龙头时，自来水的水质下降了20%左右。

（4）消毒剂副产物的危害。任何科学技术都是一把双刃剑，均具有利弊二重性。氯等消毒剂也是如此。水中的小分子有机物和氯消毒剂结合后产生卤代化合物，有许多已经被确认是癌症的诱发物，其中主要是挥发性三氯甲烷和非挥发性的氯乙酸，后者致癌的危险是前者的50~100倍。因此，许多国家对氯的使用以及对氯的副产物的危害性有严格的控制。日常烧开水时，随着烧水时间的增加，水中的消毒副产物的含量相应会增加。

（5）突发水污染事件造成水源污染对饮水安全的影响。

（三）自来水的科学饮用

由于自来水存在的二次污染带来自来水的不安全因素，因此日常饮用自来水应注意几点。

（1）长时间未使用自来水时，先打开水龙头，让水流2~3分钟，然后再接新鲜的水作为饮用水。放出来的水可用于清洁卫生等。

（2）把自来水管流出的水放入盛水容器（最好是陶瓷罐）中静置1~2小时自然净化和澄清后再烧开饮用，有利于水中的余氯的挥发和一些杂质的沉淀。

（3）自来水煮时间不宜过长。自来水随着煮开的时间增加，一些对人体有害的物质也随之增加，例如水中的汞加热10分钟时达到最大。另外亚硝酸盐煮沸时也会增加。

（4）水快烧开时应把壶盖打开2~3分钟，有益于挥发性的有机物通过蒸汽挥发掉。

（5）有条件的家庭可安装家庭净水器，去除水中的异味和异臭以及肉眼可见的颗粒物，再经过净化过程保持自来水中的有益物质。

二、井水

随着自来水普及，现代人很少把井水作为饮水的主要来源。但井水在人类饮用历史进程有着不可磨灭的作用。而且一些交通不发达地区和农村还有饮用井水的习惯，而这些水多是自建井。

所谓的自建井是除城市集中供水外，由企业、集体单位、乡镇府或居民自己负责开挖的地下水源，用于周边一定区域内农业灌溉、企业工业生产自用、或居民生活饮用的水井。

开挖生活饮用水的自备井，除了须经城市规划和水务部门审批，取得"自备井使用许可证"，还须向所属区县卫生监督部门申报，获得"卫生许可证"。自备井必须做到两点：其一，经卫生部门正式批准开发才能饮用；其二保护好水源防止突发事件的发生。

三、饮用天然矿泉水

（一）矿泉水的定义

我国2018年发布了《食品安全国家标准　饮用天然矿泉水》中对矿泉水的定义：从地下深处自然涌出的或经钻井采集的，含有一定量的矿物质、微量元素或其他成分，在一定区域未受污染并采取预防措施避免污染的水；在通常情况下，其化学成分、流量、水温等动态指标在天然周期波动范围内相对稳定。

矿泉水的形成过程是复杂的，经过漫长的成千上万年，地下水流经了含有不同特征组分的岩层，它们是形成矿泉水特征组分的物质来源。此外更要具备形成矿泉水特征组分的地球化学环境、水动力条件等。有了这些条件，地下水在地下深处岩层中运移，长期与围岩接触，经溶滤作用、阴阳离子交换吸附、生物地球化学等一系列物理、化学作用，使岩石中的微量和常量组分进入地下水，富集到一定的浓度而形成各种类型的矿泉水。

　　我国矿泉水分为含气天然矿泉水、充气天然矿泉水、无气天然矿泉水和脱气天然矿泉水。在技术要求中对感官指标、理化指标，其中包括了界限指标和限量指标进行了规定（表7-2）。在界限指标中规定应有一项（或者一项以上）指标符合规定，即某项指标达到了界限值则为某种型的矿泉水，在标准中列支了7项界限值，即锶、锂、锌、偏硅酸、硒、游离二氧化碳和溶解性总固体。例如我国锶型矿泉水，顾名思义水中的锶达到矿泉水标准。在我国锶型、偏硅酸性型或二者混合型的矿泉水最为丰富，占矿泉水总量的90%以上。

表7-2　饮用天然矿泉水界限指标

项目		要求	检验方法
锂 / (mg/L)	≥	0.2	
锶 / (mg/L)	≥	0.2（含量在 0.2~0.4mg/L 时，水源水水温应在 25℃）	
锌 / (mg/L)	≥	0.2	
偏硅酸 / (mg/L)	≥	25.0（含量在 25~30mg/L 时，水源水水温应在 25℃）	GB 8538
硒 / (mg/L)	≥	0.01	
游离二氧化碳 / (mg/L)	≥	250	
溶解性总固体 / (mg/L)	≥	1000	

　　在限量指标中规定了18项指标，即水中的矿物质含量不得超过规定。污染指标应符合GB 2762《食品安全国家标准　食品中污染物限量》中的规定。对微生物中的四项进行了规定。

　　人类利用矿泉水的历史久远，早在公元前人们就知道某些矿泉水具有保健和治病功效。公元两千多年前就有关于矿泉水治病的传说和记载。古希腊、意大利、印度等国均有大量记载有关利用矿泉水治病的事例。

　　矿泉水通常是深层地下水，污染程度较小。许多的试验和流行病调查显示，饮用优质的矿泉水对人的生长发育、身体健康都有一定益处。

（二）饮用天然矿泉水的选择

　　饮用天然矿泉水属于包装水的范畴，选天然矿泉水的理由如下。

　　（1）天然矿泉水在水源选择与开采、水质与生产管理方面均有国家相关标准的制约。一般讲，矿泉水的生产质量有所保障。

　　（2）矿泉水是深层地下水，经过数千年的地质岩层的净化、矿化、活化的作用，因此矿泉水相对污染少，并含有丰富的对人体有益的天然矿物元素。

（3）优质矿泉水属天然健康水，长期饮用对促进人体健康及少儿生长发育都有一定的益处和促进作用。

（三）社会上对矿泉水的饮用存在一些认识上的误区

有些人认为常饮矿泉水会得结石病，其主要理由有两点。其一是把日常生活中开水壶中的结垢现象与人的结石病联系在一起。实际上开水壶内的结构与结石病是风马牛不相及的。开水壶中的结垢是单纯物理现象，水经过煮沸后，水中的钙、镁离子与碳酸结合生成一些不溶性物质（碳酸钙镁）析出——水垢。其二是缺乏医学常识，结石病属于病理状态，是复杂的生理生化过程。从外形来看都是石头，但是它的组成成分都是来自有机体内脱落的上皮细胞、器官内的凝血块、寄生在体内的细胞菌团、蛔虫的残体或虫卵等形成核心，身体内的磷酸盐、草酸盐、尿酸盐等沉积在这些粗糙的核心上，形成结石。结石病与遗传、性别、年龄、食物结构、疾病、职业等诸多因素有关，其成因非常复杂。近年来发现，饮水量过低、食物和水中摄入过高的钠和过低的钙、饮用过多的饮料——可乐都会增加肾结石的风险。

有些人认为矿泉水中的"绿苔"为有毒物质。矿泉水中的"绿苔"现象只在矿泉水和山泉水中出现，纯净水很少会出现绿苔。所谓的绿苔实际上就是藻类，藻类在光合作用下生成叶绿素，肉眼就可以看见绿色藻类。藻类生长应具备以下条件：首先必须有阳光或阳光衍生物的照射，其次水中含有丰富的氮、磷和钾，磷主要来自于农药、化工类产品等，氮主要来自于垃圾沥液、肥料、粪便等含氮物质。水中磷和氮含量越高，藻类生长的速度越快。第三必须有一定的时间。绿苔必须在阳光照射下经过一定的时间才能形成，长绿苔的瓶装水一般细菌总数较高。

减少藻类的最重要的方法是防止水源的富营养化，降低水中磷和氮的含量。已经出现微污染的水源要加强工厂生产管理，及时有效地清洗管道和设备，减少管道和设备的二次污染，加强生产水的消毒处理，严格控制生产过程中的细菌总数，尽量做到未检出。

（四）关于矿泉水中的溴酸盐

我国大约有10%左右的矿泉水含有溴化物。溴化物在高含量的臭氧作用下容易被氧化为溴酸盐。有时也可以在次氯酸溶液中形成溴酸盐。溴化物在强氧化剂的作用下会形成消毒副产物——溴酸盐，溴酸盐容易与水体中天然有机物质（NOM）反应生成溴仿、三溴硝基甲烷、溴乙酸等有害物质。有许多被证明有遗传毒性和致突变性。

矿泉水的开发及应用应注意以下几点。

（1）加大水源保护的力度，防止水源水的污染。饮用天然矿泉水水源地要远离污染源，周边地区不得有垃圾、粪便和农田。

（2）矿泉水厂要加大生产管理，其中严防设备和管道的二次污染。对生产的过程严把质量关，注意消毒和清洗，其中包括产品、设备、环境及包装物。

（3）含溴元素高的工厂，除了以上两点外，要进行技术改造，更换消毒剂或消毒方法。

四、天然泉水

在国家天然矿泉水标准拟定之前，天然矿泉水与天然泉水是一家。古语说"山幽则水幽，山奇则水奇"，自古以来，很多地区天然的山泉养育了一代又一代人。

浙江省为加强对天然泉水、山泉水的水源管理，已出台了一些政策。1997年，浙江省地矿厅就制定并印发了《浙江省饮用天然泉水勘查评价管理细则（试行）》，将天然泉水定义为"饮用天然泉水是地下水的天然露头或经人工揭露的地下水，以含有一定量的矿物盐或微量元素为特征，在通常情况下，其化学成分、流量、温度等动态数值相对稳定"。另外，细则还要求开发饮用天然泉水的水源地必须经过勘查，并规定：非名山名泉，无人文背景和无开发利用条件的一般地下水；水量每昼夜不足50吨的；在城市、乡镇厂矿、居民集中地区又无法建立三级卫生防护区的水点；水质动态变化大的水点等情况不予鉴定。目前，我国还没有国家级天然山泉水的统一标准，现归入包装饮用水标准。国内的天然山泉水企业也可以根据当地天然山泉水源、水质特点制定相应的企业标准，并组织生产。

优质天然山泉水同样具有好水的共同特点。例如污染少，冷泉，pH呈微碱性，小分子团化，含有种类丰富、比例合适的有益矿物质（尽管没有一项能达到国家天然矿泉水标准要求）。这种优质矿泉水像天然矿泉水一样，都是纯天然的优质健康水。

五、雪山冰泉水

雪山冰泉水是近年来市场上出现的一种新型高档水种。因为它珍贵、稀有、地域远、交通不便，因此价格比一般平常瓶装水贵。

雪山冰泉水的水源是通过一系列复杂漫长的形成过程，首先是天空雨水由于重力作用下降形成固态晶体雪，积雪再经过积压形成固态冰，固态冰融化成液态冰川水，溶化的冰川水再渗入地下，通过地下岩石的净化、矿化、活化（地磁作用）等作用，然后通过地压作用自然涌出形成冰川泉水，简称冰泉水。若涌出冰川的冰川水质所含矿物质元素有一项以上达到"国家天然矿泉水标准"要求，此泉水我们称为天然冰川矿泉水，此矿泉水的补水来源来自冰川，所以又区别于一般陆地补水来源的矿泉水。要强调一点，冰川水、冰川泉水、冰川矿泉水是不同的科学概念，不能混淆。

科学研究发现，同往在冰川附近的居民，均比一般人健康长寿，如国内的西藏札洪人、国外的雅库特、阿布哈兹人等，百岁老人比比皆是。而且冰泉水对农作物可以促进高产，并提高品质和美味。中国科学院兰州冰冻土研究所与北京爱迪曼生物技术研究所等单位这方面曾做过大量试验，如用冰泉水与普通自来水浸种的农作物，黄瓜产量提高210%、萝卜产量提高23%、小麦产量提高56%。用冰泉水浸种的作物根系发达，粗壮、不易腐烂。用冰泉水饲养母鸡产蛋量在三个半月增加1倍。公众健康饮用水研究所的同仁们多年从事冰泉水水质评定及在生物体（包括动物、植物、微生物及人体）生理功效研究中，通过标准实验动物验证，冰泉水代谢功能、免疫功能、抗病功能、降血脂功能、水生物学利用率，固形营养物质（蛋白质、氨基酸、矿物质等）在生物体内沉积率等生物功效方面等方面比普通自来水、纯净水、甚至一般矿泉水等具有明显促进和提高作用，通过微生物实验发现，冰泉水比一般水具有明显抑菌效果。

北京公众健康饮用水研究所通过对国内多个冰川泉水的源水进行综合评定，发现雪山冰泉水具有以下共同特点。

（1）高能态水　能量是物质的属性，万物都有能量（物质内聚能）水也不例外，水的能态是水的活性基础，只有能态高的水呈结构化有序化小分子簇。水在地层内部蜿蜒流淌从地球自然磁场和地层岩石汲取能量，因此冰泉水能态高。

（2）表面张力高、溶点、沸点低　表面张力是水质物理指标。作者认为判断水的安全多采用化学指标，判断水的好坏应用物理指标。在《本草纲目》古书中指出：山厚者泉厚，其中"厚"用现代科学术语就是表面张力，生活中也可以观察到这种现象，好的泉水钱币容易浮在水面上，通过在北京大学测定，可以看出冰泉水相比自来水、纯净水表面张力大、黏度高、溶点、沸点低。

（3）低氘水　水中氘含量高低对生物体生理功效影响很大。氘进入人体内后难以代谢。高氘的水对人体的遗传、代谢和酶的活性都有不良影响。海水氘的含量高，但在自然界水大循环中，从海洋水蒸发一直到冰川都是自然脱氘过程。通过测试，冰泉水氘含量比海水、自来水、内陆水低，冰泉水可称为低氘水。

（4）富含丰富、天然微量元素　微量元素是人体维持生命不可少的营养物质。而且水中矿物元素呈离子态，比食物中化合态吸收利用率高。

（5）结构化、有序化小分子簇（团）水　由于水分子是极性分子，在自然界条件下，一般不是以单个水分子存在，而是以多个水分子缔合的聚合体存在，科学又称水分子簇（团）。现在国际通常使用核磁共振仪的氧谱测定水的半幅宽（Hz），以此来表示水分子簇大小。通过测定自来水、纯净水的半幅宽一般在100Hz以上，冰泉水的半幅宽为50~70Hz，而且很稳定。水的半幅宽小，水的活性越强，呈现对人体生理功效越强。

国内有些从事雪山冰泉水产业开发的企业，进行不同生物学实验，均有明显效果。例如北京公众健康饮用水研究所与北京医学院联合对四川海螺沟冰川泉水进行调节血脂功能试验，试验结果表明海螺沟冰泉水具有降低血脂作用；并进行了生物毒理学安全性评价，其中包括大鼠30天喂养试验报告、鼠伤寒沙门氏菌回复突变试验、小鼠骨髓嗜多染红细胞微核试验、小鼠经口急性毒性试验、小鼠精子畸形试验。从以上实验结果来看，雪山冰泉水饮用安全，各项试验均为阴性。

六、包装饮用水

我国2015年实施了《食品安全国家标准　包装饮用水》（GB 19298）。规定为密封于符合食品安全标准和相关规定的包装容器中，可供直接饮用的水。在标准中规定了饮用纯净水和其他饮用水的术语和定义。除了饮用天然矿泉水外，其他包装类的水均要符合包装饮用水的标准。对于原料的要求可以使用来自公共供水系统，也可以来自非公共供水系统或地下水，水质应符合GB 5749《生活饮用水卫生标准》的相关规定。在标准中规定，包装饮用水中添加食品添加剂时，要标示出添加食品添加剂用于调节口味等类似字样，不得以水以外的一种或若干种成分来命名包装饮用水。

（一）饮用纯净水

纯净水与蒸馏水在水的特征与水本质方面一样，即水中大部分的矿物质被去除。二者只是加工的工艺和设备不同。蒸馏水是用蒸馏方法除去水中的一些组分，但是对于挥发性的物质去除率较低；纯净水是用利用反渗透的原理，用膜过滤的方法去除水中绝大部分的物质，其中包括一些大分子有机物和矿物质。

纯净水起初用在工业电子原件生产，蒸馏水做实验用水。在20世纪90年代末水源水污染的问题引起消费者的注意，纯净水的上市无疑为广大消费者提供了一个强心剂。然而从2003年以来，世界卫生组织包括国内研究机构公布了多年研究的结果，发现长期饮用纯净水给人体健康带来一定负面作用。正是由于纯净水对健康的不利影响，因此各个膜生产商又研究出了纳滤膜，纳滤膜对于水中的矿物质的去除率低于反渗透膜。用该膜处理出的水一般属于饮用净水。

纯净水和蒸馏水最大的优点是安全，安全是健康的基础。在污染严重地区，饮用纯净水或蒸馏水较其他水处理工艺或设备来讲最为安全。生产纯净水的设备工业化程度高，生产管理简单。所以我国大多数的二次供水和小区自动售水机以及家用净水器均采用反渗透膜生产出来的水都是纯净水。

长期饮用纯净水和蒸馏水，由于水中缺少矿物质容易引起如下健康问题。

（1）水的硬度过低，引起动脉粥样硬化风险增加，可使得心血管病风险因素——同质半胱氨酸和超敏C反应蛋白的水平增加，血管内膜增厚、心肌病变。

（2）对于围产期的孕妇引用纯净水可能会引起出生婴儿神经系统发育损害。

（3）舒为群等人发现中小学生长期饮用软水肾脏酸负荷值增加；与骨骼发育相关指标降低。

（4）水中矿物质不足可致生命早期的营养缺乏等。

（5）长期暴露在低铅条件下，增加铅的蓄积，儿童的迟滞空间学习记忆能力下降；明显抑制儿童的生长发育。

解决的办法：在污染严重的地区，首要的问题是水的安全性，因此纯净水是最好的选择。为了避免水中缺乏矿物质给健康带来的危害，目前日本、以色列、美国及我国台湾地区实行纯净水的再矿化，有些瓶装水添加天然海洋深层水浓缩液，因为海洋深层水浓缩液中含有多种微量元素和丰富的镁元素。

建议：纯净水作为饮料可以偶尔喝，但不宜作为日常饮水长期饮用，尤其是儿童、老人、孕妇、运动员、飞行员及高温作业的人群，更不宜长期饮用。

（二）饮用净水

所有不属于纯净水的其他水均在该范围内。其中包括添加了矿物质的水，饮用天然泉水，还有一些水库水、地表水等经过超滤过滤后罐装成瓶装水。饮用净水的特点如下。

（1）水源没有严格限制。

（2）水质之间差异大。

（3）净水与纯净水相比，含有一定量的矿物元素，具有一定的硬度，其安全性比自来水强。

七、功能水

功能水有广义和狭义之称。狭义只指人体饮用的水，广义指人体饮用之外的水，例如酸性电解水，具有代替农药杀虫的作用，这种农业用水也称为功能水，再比如具有美容功效的润肤水。人饮用的功能水也分为两种，天然和人工的。例如天然含有某些矿物元素对人体某些疾病有辅助疗效作用的水，在国外也成为医疗矿泉水。再比如含钒的矿泉水对心血管病有辅助疗效作用。

功能水采用仿生学的原理用科技的手段对水进行处理，由于采用的技术的不同，水的功能有所差异，因此这类水都是人工产品。纯天然具有生理功能的水不包括在内（这类水笔者把其归为健康水的范畴）。

目前国内外的功能水主要用于人的饮用。与普通水最大的区别在于生理的功效。功能水主要是可以提高生物的生命质量。在某些方面可以起到对慢性非传染性疾病有改善、缓解和辅助治疗的作用。

功能性饮用水由于强化了普通饮水所具有的某些调节人体生理功能的作用，使得人们在日常生活中有可能通过饮用水在不知不觉之中调节消化、排泄以及代谢等生理功能，起到一定的促进健康的作用，因此，功能性饮用水具有很大的市场前景。目前已经发展了一定的功能水市场外，大部分国家的功能性饮水的市场尚处于待发展的阶段。

目前市场上常见的功能水具有一定的局限性，表现在以下两个方面：一是适用人群的局限性，由于地域、生活习惯以及种族等方面的差异，对某一特定人群适用的功能性饮水可能对另一些人群并不适用；二是功能的局限性，功能性饮水的功能仅体现在对人体消化、排泄、血液循环以及新陈代谢等部分生理功能的有限强化上，因此，当人体生理功能出现微弱失调时可适当饮用功能性饮水来缓解症状，但是，当这些生理功能出现较大问题时，或其他生理功能出现问题时，功能性饮水就只能作为药物治疗的一种辅助手段了。功能性饮水不能代替药物治疗。

不管是天然的还是人工的功能水都要注意如下几点。

（1）不是所有的人都能饮用，只是特定人群可饮用。

（2）饮用的量要进行控制。

（3）对某些疾病有辅助疗效作用，并不是包治百病。

目前国际上有大量医学实验，可以证明对人体具有辅助疗效的功能水有富氢水和海洋深层水。还有一些具有功能的水，但没有强有力的实验证明的水，例如能量水、磁化水等。

（一）富氢水

1.什么是富氢水　所谓的富氢水是指富含氢的水，即 Hydrogen Rich Water，日本将氢称为水素，因此称为水素水。水一般不含 H_2，富氢水都是使用特殊技术与工艺将 H_2 与水混合制备而成，或者用电解的方法，电解水而产生氢气。氢气并不是不能溶解与水，只是溶解度比较低。如果按照摩尔浓度计算，20℃时水溶解 101.25kPa 纯氢气的浓度为 0.92mmol/L。如何提升并保持饱和氢气水的浓度及稳定性，才是氢气医学应用上的科研难题。国内纳米气液混合技术的发明攻克了氢气难溶于水的科学难题，采用物理方法让水均匀包裹氢分子，促使氢气和水达成稳定结合。具有氢气浓度高，稳定性能好等特点。

2.氢气或者富氢水的作用机理　氢气的生物学效应机制中被广泛接受的是，氢具有良好的还原性，具有选择性抗氧化作用。人体组织有 60 万亿个至100 万亿个细胞组成，细胞新陈代谢的过程是细胞中的氧与细胞中的线粒体中经酶促降解作用而产生能量的过程，在这个过程中，细胞中的氧在转变为水的过程中，会产生许多活性氧，它们是指在生物体内与氧代谢有关的含氧自由基和易形成自由基的过氧化物的总称。自由基和活性氧是生命体中非常重要的活性物质，大部分自由基或活性氧对机体有益。但是总有少数的活性氧（2%~5%）在反应过程中泄露出来，成为多余的氧自由基，从而导致组织的伤害，乃至诱发各种疾病和促使机体衰老。在正常情况下，身体的自由基处于不断产生和不断消除的动态平衡中，自由基过多或者过少都会对身体组织产生伤害。

所谓的自由基，是那些在化学结构上未配对电子集团、分子或者原子。自由基分为三大类：氧自由基、非氧自由基和氮自由基。其中羟基自由基为高反应性自由基，反应距离短，速度快，攻击力强，对细胞等组织的毒性强，毒害大。在不同的条件下，水本身就会产生不同数量的羟基自由基，因此由于水的生产、加工、矿物质含量的不同都会引起水中羟基自由基的含量的不同。这就说明不是所有的水对人的健康有益，长寿地区的人之所以长寿，水在其中也具有一定的作用。北京公众健康饮用水研究所对全国不同地区的水进行抗氧化测定，发现不同地区的水抗氧化性差别很大。特别是那些长寿地区的水其羟基自由基的清除率和总抗氧化性较纯净水高数倍以上。

除了优质的天然饮用水以外，人们发现在水里加入氢气或者把水电解，使水里含有一定的氢分子或者氢离子，这种水具有很强的还原性。通常把这种水叫作富氢水。

3.富氢水的效果　富氢水的医学效应机理到底是什么呢？为什么会得到各界人士的追捧？其实富氢水效应并不是水本身的功能，而是躲藏在水里的氢分子才是真正的"幕后英雄"。氢分子已经成为生命科学领域的研究热点，短短几年内，已有上千位医学科学家投入到这个领域，发表相关论文1000多篇。众多医院相继投入临床试验。

2007年，日本科学家首次在国际权威医学杂志发表氢气对脑梗死有保护作用的文章后引起国际众多学者的极大兴趣。目前关于氢气治疗与改善健康的研究领域涉及：癌症、动脉硬化、高血压、高血糖、高血脂、痛风、肝肾疾病、类风湿、过敏、哮喘、老年痴呆、帕金森、抑郁症等70余种疾病。国内海军军医大学、复旦大学、浙江大学、解放军总医院、协和医院、天坛医院、华西医院等著名医学研究机构都参与了氢气医学的研究，学者们仅国家自然科学基金就获得58项。钟南山、吴孟超、王红阳、夏照帆、王忠诚等院士也积极参与了氢气医学的研究，钟南山院士在世界胸科大会上发言指出"氢分子主要针对慢性疾病，最基本的是抗氧化应激的加强作用，不是单纯修复作用，有利于机体恢复，理念是对因治疗而不是对症治疗"。

（二）海洋深层水

1.什么是海洋深层水 正当地球表面的淡水资源受到污染越来越严重时，科学家们已把目光瞄向海洋深层水的开发与利用上，海洋深层水越来越受到人们的关注。海洋深层水是指在200米以下的海洋深处的海水。这里阳光照射不到，海水一年四季保持低温状态；同时，水中富含海洋生物生长必需的营养成分，并且水质极为洁净，几乎不含有机物和病原菌。

2.汲取和利用 迄今为止，由于研究的滞后以及深海汲水技术要求的技术含量较高，对海洋深层水的研究和认识还比较贫乏。近年来，欧美、日本、韩国和中国台湾地区等开始对海洋深层水表示出了极大的兴趣，并进行了大量的科学研究和应用研究，使有关海洋深层水的定义和许多概念得到了进一步完善。根据最新研究资料的说明，对人类有利用价值且能被人类现有技术所汲取和利用的海洋深层水，至少应该具备以下两个特点。

第一特点是深层循环。即因海洋深层水与表层水水温以及盐分浓度的差异而发生的海水深层大循环。目前认为大西洋南北两极冰山不断融化，由于其水温、盐分浓度与海水差异，这些水源源不断地自然沉入千余米以下的深海，从而形成了一个在海洋深层缓慢流动的大深层流。该深层流源起北极格陵兰海，以每秒3000万吨的流速、共花1500年的光阴纵断大西洋，与南极的德雷克海峡的溶冰深层水汇合。该深层水流在此得到了大量的充实，然后再以1000~1500余年的时光沿南印度洋和南太平洋缓慢流向北太平洋。从北极格陵兰海起共计经历2000~3000年漫长岁月的迁移，该深层水流的水温缓慢上升，最终在北太平洋（阿拉斯加南部海域）浮起转为中层水或表层水。变为表层水后，该水流再经太平洋、印度洋向大西洋回流。然后又在南北两极再转为冰—融化—沉入深海—发生深层水大循环，这样，以4000~5000年的漫长岁月为周期周而复始形成了"海洋深层水大循环"。经过几年的研究，科学家认为只要是在海平面600米以下的水均具备海洋深层水的特点，至此，韩国和我国台湾地区也将取水泵放到海平面600米以下的海沟中，该地区海水与其他海水交换差，水质保持干净，低温、无污染，经过加工后与洋流循环带的水相差不大。

第二特点是涌升现象。由于地球自转引起深层水流上升或深层水流碰到海中山脉（岛屿）等上升的现象，该现象至今为止均为自然涌升现象。所谓深层水的自然涌升现象，指在水深上千米以下缓缓流动的海水，一部分因与大陆架的挤压、或碰到海中山脉（岛屿）而产生的涌升流。正是因为有海洋深层水的涌升流，使人类利用现有的汲水技术，开发和利用海洋深层水成为可能。夏威夷的海洋深层水实际上是1000~6000米深"海洋深层大循环"的海水。因为夏威夷处于太平洋深层水大循环之要道，深层水流到这里碰到海中山脉（夏威夷群岛）发生涌升，从而使人类第一次实现了从675米深处大量汲取1000~6000米深处流动的大循环深层水的梦想。

自1958年海洋学家斯通梅尔提出"海水热盐深层大循环"（或"海洋深层大循环"）理论后，世界上海洋学家所说的"海洋深层水"则多指狭义的大循环深层水。因此，本文中所提的"海洋深层水"均为狭义的"大循环深层水"，而并非水深在900米以下的深海水（所谓的"广义的海洋深层水"）。

3.海洋深层水的特点　海洋深层水处于无阳光进入的海洋"无光层"，而且远离来自人类、陆地以及大气的化学物质的影响和污染。根据研究的结果查明，海洋深层水至少具有以下四大主要特点。

（1）低温安定性　不受阳光照射，不像海洋表层水温度变化无常，深层水终年温度不变，恒定于8~10℃左右。成分丰富且稳定性与海洋表层水相比，海洋深层水中含有曾经孕育过生命的、对植物生长和人体健康都不可缺少的90余种无机盐以及矿物质（包括微量元素）。除了其含量丰富外，由于这些水以漫长的时光流动于"无光层"的海洋深层，无光合作用发生、不受外界影响，因此所含无机盐及矿物质（包括微量元素）的成分十分稳定。

（2）易被人体吸收　海洋深层水亿万年在深海强大的水压作用下，其水分子团明显小于陆地上的水分子团。水分子团之中溶有的营养成分（无机盐及矿物质）在长年深海水压的强大作用下几乎均以活性的游离离子形式存在。因此，人体在吸收这些水分子的同时，也吸收了所含的营养成分（无机盐及矿物质）。

（3）无菌纯净性　处于海洋"无光层"的深层水，除了远离人类现代文明的影响以及不受陆地、大气化学物质、病菌的污染外，本身也无生成病原菌等细菌的条件。因此，海洋深层水是非常清洁的无菌自然之水，是100%的"绿色"之水。

4.普通海水与海洋深层水的区别　海水中的矿物质组成与我们人体血液中的组成相似，人体血液中镁∶钙为3∶1，海水也是如此。浅层海水由于人的活动较多，海水中含有大量的农药、化工等各种污染物。虽然矿物组成相差不大，浅层海水的污染却是不容忽视的因素。可能人们有一个疑问，淡化海水是人类的一种补水的来源，而淡化海水所用的都是浅层海水，我们为什么要舍易就繁，耗能耗电来汲取海洋深层水。

我们都知道海水90%以上都是氯化钠，而且海水是不能饮用的。淡化海水是利用闪蒸和反渗透膜处理水，可以把水中污染物和矿物质大部分去除，保留海水中的水分。因此淡化海水又称之为脱盐水。大量的医学实验证明长期饮用脱盐水，会引起人们的心脑血管疾病的风险增加，以色列等国家发现长期饮用这种水会造成癌症的发病率增加。因此以色列提取淡化海水作为饮水时，会在水中添加以一些矿物质。

海洋深层水的加工与淡化海水是反其道而行之，它是提取水后，用反渗透膜将海水浓缩，采用负压蒸馏的方法，去除海水中的氯化钠，将矿物盐浓缩而成。处理成的海洋浓缩液最主要的阳离子是镁和水中的各种微量元素，而阴离子是氯离子和硫酸根离子。通常海水制成浓缩液后，得率为原海水的2‰~3‰，因此海洋深层水的价格，取决于两个因素，一个是取水的成本，其取水的成本一般为陆地打井取水的5~6倍，另一个就是浓缩加工的成本。同时对于海水的水质要求极高，在提取浓缩的矿物质的同时，污染物也在浓缩。因此要取得优质的海洋浓缩液对于海水质量要求更加严格。

5. 使用海洋深层水的理由　我们在前文中谈到了镁是生命的明灯，海洋深层水中常量元素富含镁，是补镁最好的选择。首先，它是纯天然的，水溶性高，水中矿物质呈现水合离子态，人体对它吸收率高。现代饮食结构中试图通过食物来补充镁是难以做到，全世界大约50%左右的人都缺镁。从目前的研究来看，通过补镁对某些慢性病具有良好的作用。国外的膳食营养中镁的推荐量为350mg/d，从大量的研究发现，可能每日镁的摄入量不足以满足人的需要量，专家们推荐每日摄入量可以增加到420mg。

很可能有人会说，我们可以吃一些食品添加剂，例如一些钙镁片来补充。一次大量摄入钙和镁，二者的吸收是拮抗的。我国台湾地区学者用含镁食品添加剂和海洋深层水分别对癌细胞进行体外培养实验，发现使用海洋深层水的癌细胞生长被抑制，而含镁的食品添加剂癌细胞生长速度更快。

还有人会说，我们可以选择一些含镁的水来饮用。在陆地上天然水中钙镁比例通常（2~10）：1，呈现出钙高镁低。当然，在陆地上还有一些苦泉水，这些苦泉水一般也是镁高，钙低。但是这些苦泉水同样面临着含有较高的钠和其他金属元素。其安全性值得商榷。我国台湾地区学者[32]曾经进行过一个实验，把人群分为三组，一组饮用纯净水，一组饮用化学添加剂配制的其组分与海洋深层水相类似。还有一组是饮用海洋深层水，实验结果显示，使用海洋深层水的人其血清总胆固醇和低密度脂蛋白显著降低（表7-3）。

表7-3　6周实验结束时，血清胆固醇、低密度脂蛋白、高密度脂蛋白和总三酰甘油

单位：mg/dl

	总胆固醇	低密度脂蛋白	高密度脂蛋白	总三酰甘油
R.O 水	239.9	154.6	51.7	171.1
海洋深层水	210.4	130.6	40.8	165.9
配制水	233.6	144.1	45.0	177.4

我国台湾地区学者用仓鼠进行试验[33]，蒸馏水为对照组，不同梯度的海洋深层水（总硬度300~1500mg/L）饲喂6周后，发现海洋深层水对心率、血压、体重没有影响，而对于血清总胆固醇、三酰甘油显著降低，同时对于血清中的丙二醛显著降低，机体的总抗氧化性增加。说明海洋深层水有良好的抗氧化功能。

高血压兔子模型的生物学实验发现[34]，经过8周实验后摄入镁含量为37.5~75mg/L的海洋深层水显著地抑制了血清胆固醇水平，减少了肝脏组织中的脂质积累，以及限制了主动脉脂肪班的形成。这些发现表明，DSW的抗动脉粥样硬化效应与5-腺苷酸活化蛋白激酶（AMPK）刺激以及随后对动脉粥样硬化的乙酰辅酶α羧化酶（ACC）的磷酸化作用有关。因此DSW被用作饮用水可调节血压，降低血脂，防止动脉粥样硬化。

由于大量的实验证明了海洋深层水对于减肥、降低血脂、预防心脑血管并具有良好的作用，我国台湾地区的学者进行了机理的研究发现海洋深层水可以抑制脂肪细胞的分化，通过降低脂肪转录因子和脂肪细胞特异性蛋白的调节表达。因此具有减肥的作用。

关于海洋深层水的生物学作用不仅包括心脑血管疾病方面的作用，还有良好的抗氧化作用、运动后的恢复和运动性能的提高、抑制癌症细胞的生长等。用海洋深层水沐浴还可以激发脑细胞的活力、对一些皮肤病也有很好的疗效。

6.海洋深层水和富氢水对高脂血症的影响　北京公众健康饮用水研究所和北京维通达生物技术公司在2017年进行富氢水和不同浓度海洋深层水对高脂血症模型的大鼠影响的研究。试验期为84天，对照组为纯净水，水的溶解性总固体为小于1mg/L，实验1组为纯净水加氢，实验2组为纯净水加氢后再加低浓度

的海洋深层水（总硬度为500mg/L），实验3组为纯净水加氢再加上高浓度的海洋深层水（总硬度为1000mg/L）。每周测定体重、总三酰甘油、总胆固醇、高密度脂蛋白、低密度脂蛋白、同质半胱氨酸，在实验结束时进行病理解剖。从试验结果可以看出（图7-5），饮用纯净水不能缓解高脂血症，纯净水加氢后，在实验初期显著降低总三酰甘油和同质半胱氨酸，实验后期极显著地降低总三酰甘油；无论富氢水添加高浓度还是低浓度的海洋深层水均可以极显著地降低总三酰甘油和总胆固醇，在实验初期极显著地或显著降低同质半胱氨酸的含量。从病理解剖的结果中未见脂肪肝缓解。

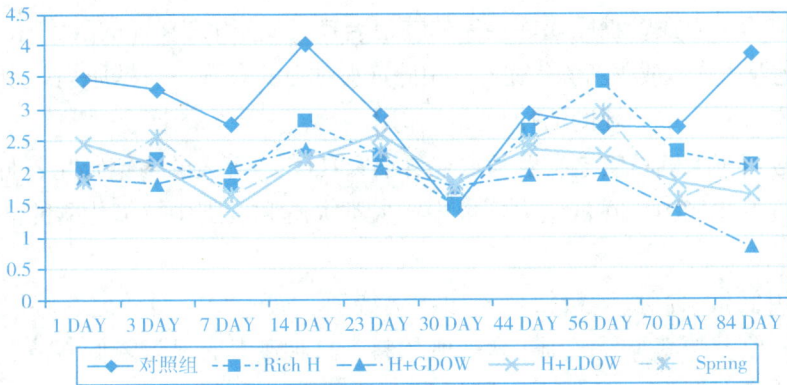

图7-5　总三酰甘油试验结果

（三）低氘水

氘为氢的一种稳定形态同位素，也被称为重氢，元素符号一般为D或^2H，是氢的稳定同位素。

氘的发现者是美国科学家哈罗德·克莱顿·尤里于1931年底和他的助手们把四升液态氢在三相点14°K下缓慢蒸发，最后只剩下数个立方毫米液氢，然后用光谱分析。结果在氢原子光谱的谱线中，得到一些新谱线，它们的位置正好与预期的质量为2的氢谱线一致，从而发现了重氢。尤里因此在1934年获得诺贝尔化学奖。尤里对它定了一个专门名，称"deuterium"，中文译"氘"，符号"D"。在1952年尤里发表了宇宙间元素丰度的数据，发展了元素起源和宇宙学理论，从化学过程来讨论太阳系演化的学说。

匈牙利国家药物监督机构批准将低氘水作为晚期肿瘤的辅助治疗手段，在匈牙利已有1500多名肿瘤患者接受了低氘水疗法，临床跟踪显示了低氘水对癌症的明确功效。现在低氘水已进入美国FDA癌症临床药物二期评估。

已有不少国家涉足低氘水的研究，如匈牙利、乌克兰、罗马尼亚、美国等国家的相关研究机构纷纷公开其研究成果，并将其投放市场。

1.应用于防治癌症　在1999年前获得的病例和统计数据发现，如果在肝脏、肺、骨骼和中枢神经系统出现癌症转移，患者的预期寿命大约为12~18月。在细胞抑制剂治疗中，最有效的情况下，只有20%存活超过2年。在服用低氘水（超轻水）的患者中，出现远处转移后73%存活期超过2年，并且有25%存活期超过5年。这些结果证实肿瘤患者在服用低氘水的情况下，生存时间可以得到一定的延长。

2.应用于心血管糖尿病等疾病的辅助治疗　低氘水是生命的激活剂、能激活人体细胞及机能、改善新陈代谢，饮用低氘水对心脑血管病、糖尿病、新陈代谢紊乱等疾病有一定的辅助治疗和预防作用。

3.应用于保健抗衰老　罗马尼亚科学家Haulica等人的多年研究表明：低氘水具有抗氧化能力，在低氘水环境中，人类大脑和肝脏中抗氧化酶的活性显著提高。

可用低氘水制成酒精饮料，如：伏特加、威士忌、白兰地、鸡尾酒、米酒、果酒以及啤酒等，区别于普通酒饮料，这种酒具有显著降低酒精毒性的作用，减少酒精性肝病的发生。用低氘水制成非酒精饮料，如：饮用水、矿化水、磁化水、软饮料和功能饮料等，能改善人类健康和生活质量。

目前对于DDW（低氘水）的研究发现，DDW对于化疗辅助存在一定的效果，不过仅此而已。而且有关抑制癌细胞研究的具体数据，均为直接将DDW作用于癌细胞得出的结果，并非通过人体摄入。

（四）高氧液

氧是一种无色无味的气体，在固态和液态时为浅蓝色。舍勒于1775年发现了氧气，并加以命名。从19世纪以来呼吸道给氧是唯一的一种给氧的方式，然而当有些特殊患者，如严重的头面部复合伤、呼吸道烧伤、光气中毒、肺弥散性障碍（肺间质纤维化、尘肺、SARS）呼吸抑制和高原缺氧等不能经肺部有效地吸收氧气。

空军军医大学徐礼鲜教授发明了高氧液的装置，制备出高氧液，并获得全军科技二等奖。徐礼鲜教授研发出来的高氧液开辟了静脉、口服给氧的新途径，为抢救危重患者，缓解疲劳综合征提供了新方法和新思路。

高氧液的特点：①作为输液可以有效地提高机体血氧浓度；②肺部是吸收氧气最有效的措施，作为饮用，人类的肠道是否能吸收氧气还需要进一步实验论证；③高氧液进入到机体内后是否会对肠道的微生态环境有影响，仍需要进一步实验论证。

（五）能量水

近十几年来市场上大量涌现了一类水，比如能量活性水、量子波动水、生命能量水、量子水等以及与之相对应的制水机。最早提出 π 能量活性水概念的是日本名古屋大学农学部的山下昭治博士，他在1964年首次发表《π 水理论》，并未引起回响，甚至根本没有得到学界的充分认同，但经过数十年的研究改良，终于逐渐被许多人所接受。他认为水分子团簇小，容易被人体所吸收，可以快速进入细胞内，促进人体新陈代谢，所含有的二价和三价的铁离子抑制细菌的生长，可以在日常生活中用于清洁、防臭、环保等。

在制水机中最常用的是各种生化陶瓷，这些生化陶瓷中，有的含有一定量的铁离子，有的含有一些高红外性能的材料。生化陶瓷处理水后，可以去除水中的余氯、抑制细菌繁殖、降低有害物质、提高水中的矿物质含量、调整水的pH，最为关键的是生化陶瓷的红外法向发射率较高，有些法向发射率可达到0.9以上（国标规定为0.82），同时红外发射光谱的波长位于对人体健康有益的范围内（8~14μm），通常称作人体的发育光谱。有一些试验发现用生化陶瓷处理后的水，其水的团簇结构可以变小，可能对人体健康有利。

近几十年来，一些从事顺势疗法的学者认为，各种天然食物都含有其独特的营养素、机能性成分以及电磁能量。营养素、无机成分都是可以检测出来的，但是食物中的电磁能量很微弱，测定难度大，现有的资料也非常有限。但是美国、德国、日本以及我国台湾地区有一些从事这方面研究的学者经过几十年的努力，有了一些进展。德国的沃尔医生于20世纪50年代发现人体有"电磁能"分布在细胞的内外之间，为频率低而波长很长的电磁波。沃尔发现人体"电磁能"变化的途径与中国中医学的经络图非常相似，并经过多年的研究发展和临床的实验，加上生理学、量子力学和电脑信息科学的进步，蕴育出一种量子仪，可以利用微量的直流电刺激特定的穴位皮肤，诱导代表体内器官系统所感应出的电磁波能的量与质，推测细胞带电情况与其微弱的变化，进而对人体健康状况监控并通过一些干预的方法来调整电磁能，以达到促进人体健康的作用。由此而出现一些量子水机，或者量子水。

提高水的能量的方式还有一些，实际上，健康的食物、饮水、身体等方面在不同程度上都具有较高的波动数值。自然界的好水、或经过花岗岩、电气石、天然的岩石、生物陶瓷等各种能值比较高的物质处理后的水能量都有所增加，每日足量的饮用，都可以对身体带来一些效果。

以韩国全建佑教授的整水技术为例，他采用强磁、红外等用纯物理方法对水进行处理，赋予水能量，提高水中的抗氧化性，经过处理后水的物理常数发生了一些变化。全建佑委托北京大学医学部进行了一系列的生物学试验取得一定的效果。

（1）老龄小鼠抗氧化能力实验，经过60天实验可以看出：与自来水对照组相比，实验组的老龄小鼠丙二醛数量显著降低（$P<0.05$），而超氧化物歧化酶（SOD）活力没有增加，按照判定标准，该水具有降低脂质过氧化的作用。

（2）用SPF级SD大鼠，给予高脂饲料，建立高脂血症模型，经过55天实验，其结果显示，与模型对照组相比，实验组的总甘油三酯显著降低（$P<0.05$），低密度脂蛋白胆固醇（LDL–C）极显著降低（$P<0.01$）。

（3）对高血脂大鼠血液流变学的影响，结果显示，与模型对照组相比，实验组全血切变率为200^{s-}、100^{s-}、50^{s-}时，全血黏度均极显著降低（$P<0.01$），全血切变率为10^{s-}时，全血黏度显著降低（$P<0.05$），红细胞压积显著降低（$P<0.05$），因此该能量水具有降低实验性高脂大鼠全血黏度的功能。

（4）对高血糖模型的SD大鼠进行为期49天的降糖实验，从结果中可以看出，在第35天时实验组空腹血糖显著降低（$P<0.05$），实验第42天时，空腹血糖极显著降低（$P<0.01$），实验结束时（49天）实验组空腹血糖显著降低（$P<0.05$）。

目前国际上有些人采用一些天然的岩石，作为活化水的材料使用，例如韩国的七宝石、陨石、麦饭石、电气石等。天然岩石的质量往往与所在的地层有直接的关系。如果当地的岩层中含砷、含铝，则用于水处理时砷和铝析出进入水体，影响了水的安全性。还有一些天然岩石富含某种微量元素或者放射性核素，在使用时对水具有很强的催化作用，可能在处理水时，容易引起水中某些矿物质价态的变化，而形成对人健康不利的物质。因此无论用何种岩石作为水处理材料，岩石的安全性最为重要。

尽管能量水这方面的研究还处于一种艰难的研究阶段，但是有许多生物学方面的研究发现，这种类型的水或制水机确实对生物体有一定的作用。因此能量水应用前景大，研究难度高，值得投入大量的人力和物力来进行理论和实践等方面突破。

八、整合水

整合水是作者在1999年召开的第一届健康饮用水论坛上提出的"健康水"科学概念后，经过多年的思考沉淀，又正式提出的另一个科学饮水概念——整合水。

（一）整合水提出的背景

整合水的提出是受樊代明院士"整合医学"概念而得到的启发，我们对事物认识应该首先从整体入手，即先把握全局再考虑局部、细节，但在日常生活中人们对事物包括对水的认识往往容易从局部入手。例如，我们古人对好水的评价有如"依山傍水，山厚者泉厚，山奇者泉奇，山幽者泉幽……皆佳品也"，而西方人对好水的评价则往往根据具体的水质化学指标，如TOC、硬度等。目前国内的出现的富氢水、海洋深层水等都是独立的进行各自研究，而饮水是一个综合因素，健康水对人体健康及生理效应应以综合因素进行研究探讨。2018年，笔者带领研究团队与北京维通达生物科技有限公司进行了整合水的研究试验。第一组实验是用单纯的矿泉水，第二组实验是用矿泉水加上富氢水，第三组实验是矿泉水加海洋深层水。经过三个月通过对小白鼠的实验结果显示，整合水的效果要比单一水的效果更好。

（二）整合水的定义

整合水是把经过科学验证的两种或者多种分别对人体有效的水种，按科学的比例集合综合在一起进行饮用。

（三）整合水应用过程中的注意事项

1.整合水不是随意地把水拼凑在一起，每种水都必须经过科学严格的验证，按科学比例综合起来并经过生物医学的验证合格后才能作为产品上市销售。

2.整合水今后的发展方向是根据人群不同需要而进行整合及订制供应（配制水）。

整合水随着今后科学技术特别是生物医学及水营养学的发展，同时结合消费者对水所需要的个性化需要发展，整合水在未来将具有广阔的发展前景，为人类的健康长寿提供一个新型的饮水模式。

参考文献

［1］ 曹则贤.熟悉而又难以理解的水.物理，2016，45（11）：701–706.

［2］ 江颖，王恩哥.Nuclear quantum effects of hydrogen bonds probed by tip-enhanced inelastic electron tunneling. Science ，2016，352：321–325.

［3］ G. E. Walrafen.Raman and infrared spectral investigations of water structure. NewYork：Plenum Press，1972.

［4］ 柳媛，徐飞，罗文超，等.大连医科大学学报，2015，37（4）：350–354.

［5］ Widdowson E.M. ，Dickerson J.W.T. Chemical composition of the body. New York/London：Academic Press，99.2–247.

［6］ 张维波.经络是水通道.北京：军事医学科学出版社，2009.

［7］ 刘长庚，唐耀远，蒋亚湘，等.饮用天然矿泉水人群健康调查.职业与健康，2004，20（3）：8–10.

［8］ 陈守平，胡辅庆，周日阶，等.靖州县饮用天然矿泉水641人健康状况调查.中国公共卫生杂志，1992，8（9）：431–432.

［9］ Boschmann M, Steiniqer J ，et al. Water–induced thermogenesis. J Clin Endocrinol Metab，2003，88（12）：6015–9.

［10］ Cox RH, Shealy CN, Cady RK，et al. Significant magnesium deficiency in depression.J Neurol Orthop Med Surg ，1996，17：7–9.

［11］ Jacka F, Overland S, Stewart R，et al. Association between magnesium intake and depression and anxiety in community–dwelling adults：the Hordaland Health Study. The Australian And New Zealand Journal Of Psychiatry，2009，43（1）：45–52.

［12］ Facchinetti F.，Sances G.，Borella P.，et al.Magnesium prophylaxis of menstrual migraine：effects on intracellular magnesium. Headache，1991，31：298–301.

［13］ Magnesium and Headaches. New York Headache Center Web Site. Available at：http：//nyheadache.com/index.php?option=com_content&task=view&id=39&Itemid=81.

［14］Cotruvo J，Bartram J，eds. Calcium and Magnesium in Drinking–water： Public health significance.World Health Organization，2009.

［15］Kousa A，Havulinna AS，Moltchanova E，et al. Calcium：Magnesium ratio in local groundwater and incidence acute myocardial infarction among males in rural Finland. Environ Health Perspect，114（5）：730–734.

［16］舒为群. 长期饮用纯净水、净化水、自来水的大鼠血清矿物元素水平比较.第三军医大学学报，2001，11（23）：1267–1270.

［17］徐安伟，曾惠，黄玉晶，等.5种饮水对发育期大鼠骨代谢、骨微结构及骨强度影响的比较研究.第三军医大学学报，2017，39（11）：1075–1080.

［18］Ione de Brito–Ashurst，Mira Varagunam，Martin J. Raftery，et al. Bicarbonate Supplementation Slows Progression of CKD and Improves Nutritional Status. J Am Soc Nephrol 2009，20：2075 – 2084.

［19］Kanase Sanaki，Takuma Inada，et al. Effect in healthy women of mineral water containing vanadium on the insulin insensitivity induced by a diet rich in saturated fatty acids. The Japanese Society of Nutrition and Dietetics magazine，62（4）：227–234.

［20］橘田力.The death rate classified to a cause of death in the 2 major river system in Yamanashi Pref. the SAGAMI river and the FUJI river. 生体微量シネラル研究所所内報，第1報.

［21］Fahimeh Haghighatdoost，et al. Drinking plain water is associated with decreased risk of depression and anxiety in adults：Results from a large cross-sectional study. World Journal of Psychiatry，2018，20；8（3）：88–96.

［22］刘晓蓉，赵聪敏，张雨平.水疗对缺血新生鼠学习记忆的干预效应.重庆医学，2006，35（20）：1865–1867.

［23］USNAS（1981）Aging and the geochemical environment – a report of the panel appointed by US National Academy of Sciences（internet）.

［24］马冠生，张倩，邹淑蓉，等.我国四城市成年居民夏季饮水量的分析.中国营养学会特殊营养八次学术会议论文集，2012.

［25］秦娟，崔宝荣，常宪平，等.北京市丰台区小学生饮水量调查.环境与健康杂志，2013，30（12）：1096–1098.

［26］Sichert–Hellert，W.，Kersting，M.，Manz，F..Fifteen year trends in water intake in German children and adolescents: Results of the DONALD Study. Acta Paediatr, 90, 732–737.

[27] Newburgh L, Johnston M, Falcon–Lesses M. Measurement of total water exchange. J.Clin Invest , 1930（8）: 161–196.

[28] Grandjean AC, Reimers KJ, Haven MC, et al. The effect on hydration of two diets, one with and one without plain water. JACN, 2003, 22（2）: 165–173.

[29] Gopinathan PM, Pichan G, Sharma VM.Role of dehydration in heat stress-induced dehydration in mental performance. Arch Environ Health, 1988, 43: 15–17.

[30] Gueronniere V, Bellego L. et al., Increasing water intake by 2 liters reduces crystallization risk indexes in healthy subjects. Conference of Chinese was Recommendation, Beijing 17th of October 2011.

[31] 周琳, 李勇.我国的水污染现状与水环境管理策略.环境与发展, 2018, 4（27）: 51–52.

[32] Zhao–Yang Fu, Feili Lo Yang, Hsin–Wen Hsu, et al. Drinking deep seawater decreases serum total and low–density lipoprotein–cholesterol in hypercholesterolemic subjects. J Med Food, 2012, 15（6）: 553–541.

[33] Chin–Lin Hsu, Yuan–Yen Chang, Chih–Hsien Chiu, et al., Cardiovascular protection of deep–seawater drinking water in high–fat/cholesterol fed hamsters. Food Chemistry , 2011, 127: 1146–1152.

[34] Ming–Jyh Sheu, Pei–Yu Chou, Wen–Hsin Lin, et al., Deep sea water modulates blood pressure and exhibits hypolipidemic effect via the AMPK–ACC pathway: An in vivo study. Mar. Drugs , 2013, 11: 2183–2202.

饮用水水源的水量与水质分级图
（中国居民饮水指南图）

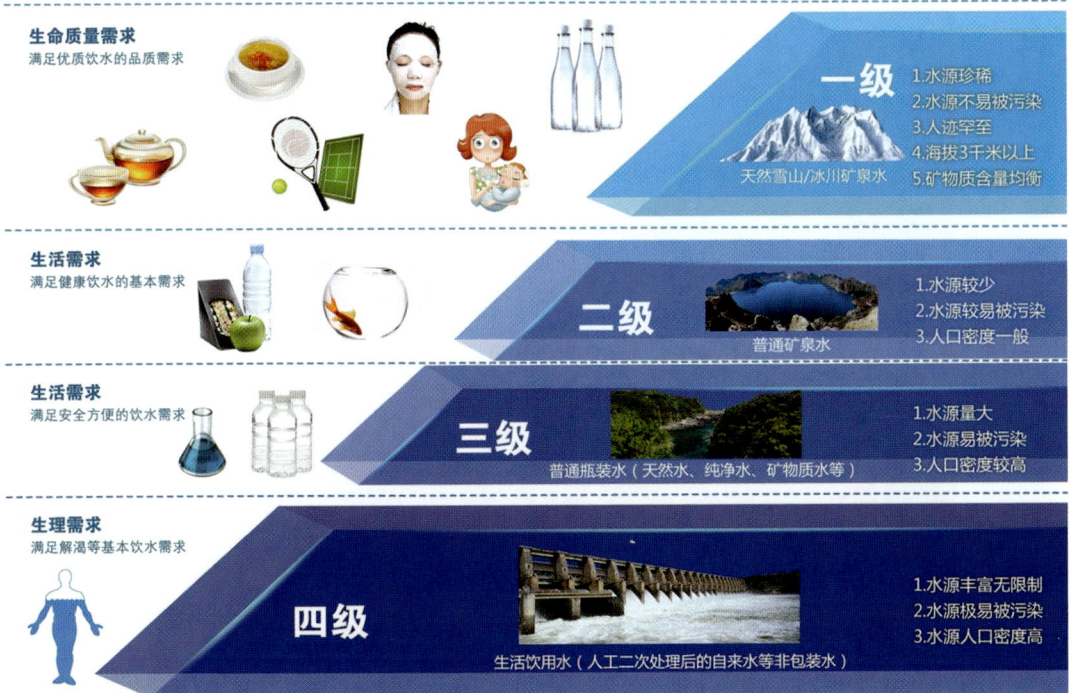

生命质量需求
满足优质饮水的品质需求

一级
天然雪山/冰川矿泉水
1. 水源珍稀
2. 水源不易被污染
3. 人迹罕至
4. 海拔3千米以上
5. 矿物质含量均衡

生活需求
满足健康饮水的基本需求

二级
普通矿泉水
1. 水源较少
2. 水源较易被污染
3. 人口密度一般

生活需求
满足安全方便的饮水需求

三级
普通瓶装水（天然水、纯净水、矿物质水等）
1. 水源量大
2. 水源易被污染
3. 人口密度较高

生理需求
满足解渴等基本饮水需求

四级
生活饮用水（人工二次处理后的自来水等非包装水）
1. 水源丰富无限制
2. 水源极易被污染
3. 水源人口密度高

原国家发改委公众营养与发展中心饮用水产业委员会　北京公众健康饮用水研究所共同发

图7-3　饮用水水源的水量与水质分级图

注1：

1. 一级：来自无污染水源的高海拔天然雪山冰川矿泉水，矿物质含量丰富均衡，水资源珍惜，满足人体健康饮水需求，提升生命质量，为优质天然矿泉水，水质符合国家饮用天然矿泉水标准。

2. 二级：普通天然矿泉水，含有矿物质，给消费者带来健康、便利。水资源相对较多，无污染或微污染，水质符合国家饮用天然矿泉水标准。

3. 三级：水源较丰富，可能轻微污染或轻度污染，加工工艺较复杂，以满足日常饮水方便需求。水质大部分属于饮用净水。

4. 四级：经过人工处理的非包装水，水资源丰富，轻度污染或污染。属于安全水的范畴，满足消费者基本生活需求。

注2：以上分级所涉及水的种类均属于中国居民常见的饮用水类别，除此之外，还有一些小区自动售水机、家用净水器等对自来水进行二次深度处理的饮用水。

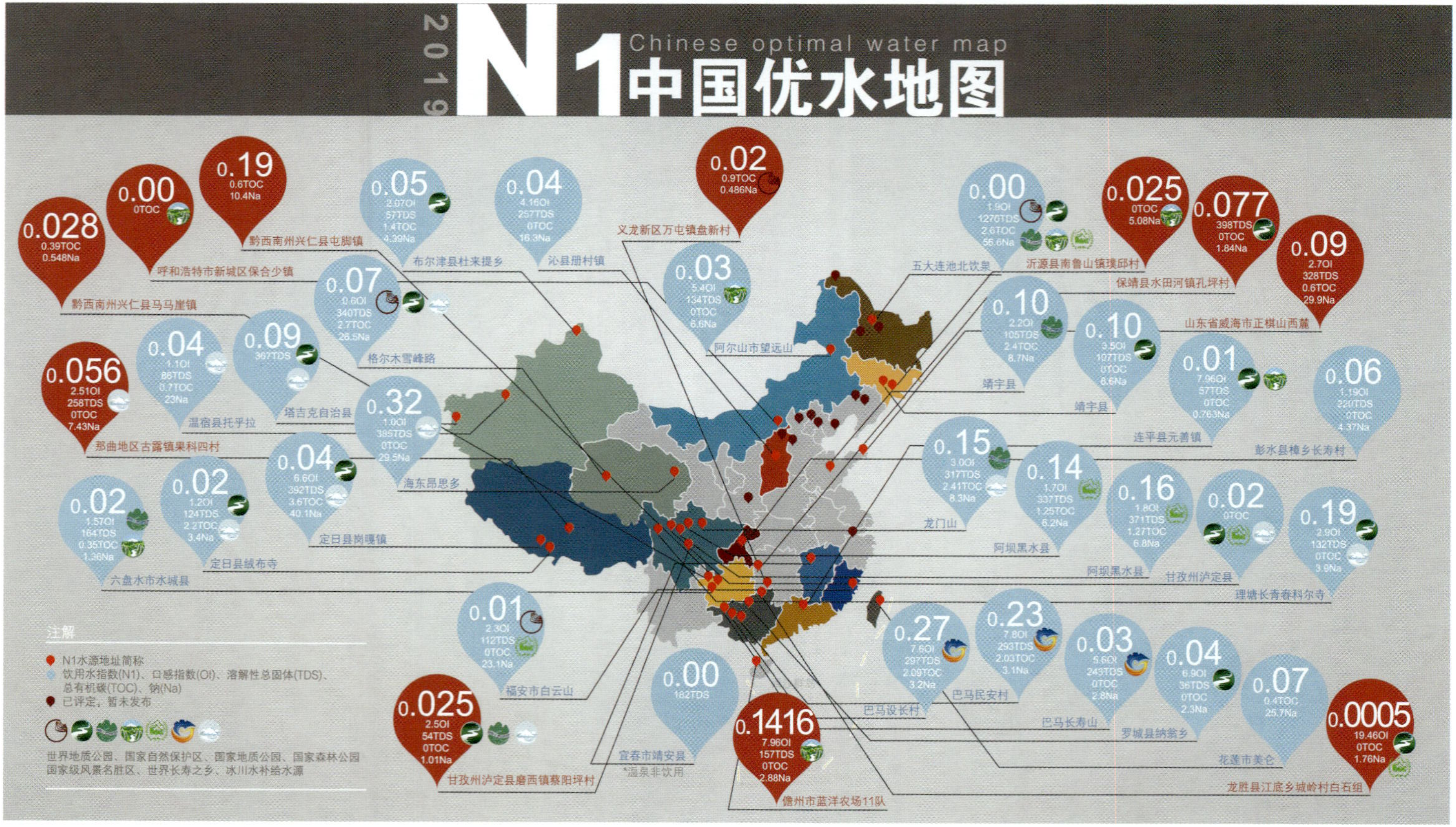

图7-4　N1 中国优水地图